Marcus Joachim Leyrer

Asthma heilen. Allergien heilen.

Ein Selbsterfahrungsbericht in drei Teilen.

Ich danke...

...den vielen Lesern, die sich seit dem Erscheinen der beiden Bände meines Selbsterfahrungsberichtes in den Jahren 2002 und 2003 bei mir gemeldet haben und über ihre Erfolge im Genesungsprozess von Asthma und Allergien berichteten. Ich möchte meine Leser bitten, auch weiterhin nicht zu zögern, mich über ihre Erfahrungen zu informieren. Hierfür steht die folgende Email-Adresse zur Verfügung:

erfahrungen@asthma-heilen.de

Verleger:
CURANATIV Gesellschaft
für alternative Heilmethodik und
innovative Therapie mbH

Bilder Umschlag und Innenteil
„Aufgehende Sonne", 2001
„Regenbogentor", 2002
„Per aspera ad astra", 2007
© Marcus Leyrer

Grafiken und Layout: Ide-sign GmbH
Gedruckt in Deutschland
1. Auflage
ISBN 978-3-00-020750-1

Aus rechtlichen Gründen bin ich verpflichtet, meine Leser darauf hinzuweisen, dass sich alle in meinem Selbsterfahrungsbericht geschilderten Erfahrungen auf meinen eigenen Lebensweg beziehen. Sie ersetzen weder medizinisch notwendige Konsultationen aufgeschlossener Ärzte und Heilpraktiker, die Beratung durch einen Apotheker noch eine sonst notwendige Therapie. Medikamente sollten nicht ad hoc und ohne ärztlichen Rat abqesetzt werden. Selbst nach dem Absetzen von Asthmasprays und Antiallergika ist es für den hochgradigen Allergiker nach meiner Ansicht sinnvoll, Notfallmedikamente für den Fall des Eintretens eines anaphylaktischen Schocks bzw. allergischer Reaktionen griffbereit zu haben. Sprechen Sie hierüber bitte mit Ihrem Arzt, Apotheker und Heilpraktiker.

Vorwort 7

Teil 1:

Frei vom Asthmaspray 11

Vorwort
zur Ausgabe des 1. Bandes aus dem Jahre 2002 13

1. *Medizinische Vorgeschichte des Autors*
– wie dieses Buch entstand 15

2. *Erste Schritte*
Dosisreduktion u. Stabilisierung des Allgemeinzustandes 19

2.1 Homöopathie 19

2.2 Dimensionen der Persönlichkeit - der Geist als treibende Feder auf dem Wege der Genesung 25

2.3 Ernährungsumstellung:
grundlegende Voraussetzungen 28

3. *Häusliche Voraussetzungen*
– förderlich für den Heilprozess 35

3.1 Exkurs: Hausfilteranlagen 39

4. *Die Nahrung sei Deine Medizin!* 41

5. *Vom Kreislauf der Allergischen Krankheiten:*
Neurodermitis, Asthma, Heuschnupfen im Wechselspiel 57

6. *Vitamine: Heilsbringer in Pulverform* 70

7. *Nachbetrachtung Teil 1* 89

Anhang 1- Die Zähne 93

Anhang 2 - Sport 96

Teil 2:

Frei vom Cortison! 103

Vorwort zur Ausgabe des 2. Bandes
aus dem Jahre 2003 105

1. *Vorbereitende Maßnahmen* 108
2. *Cortisonfrei mit 30 Jahren* 124
3. *Darmsanierung*
nach Antibiotika-Gebrauch und Candida Albicans 132
4. *Reflexion:*
Bakterielle Folgen des Absetzens von Cortison 145
5. *Nahrungsergänzungsmittel* 150
6. *Sport* 165
7. *Schlusswort* 170

Exkurs 1: Der Glaube versetzt Berge 174

Exkurs 2: Seele, Geist und Körper 176

Nachtrag: Ein Jahr frei von Cortison 179

Teil 3:

6 Jahre asthmafrei
Infekte vermeiden - Gesundheit ausbauen *187*

1. *Gesund und munter* *189*
2. *Infekte vermeiden* *195*
3. *Die Psyche des Allergikers* *201*

3.1 Reaktionen auf das Buch und „habits" *203*
3.2 Neue Bewusstseinswerdung *207*
3.3 Cognoscere rerum causae *217*

4. *Philosophisches* *221*

4.1 Arbeitsumstände *221*
4.2 Die Sinnfrage *227*

5. *Exkurs: die Haut* *233*
6. *Schlusswort* *237*

Aufruf *241*

Vorwort

Das vorliegende Buch enthält die mittlerweile vergriffenen Bände eins und zwei meines Selbsterfahrungsberichtes sowie einen dritten Teil, der sich mit der Zeit nach dem Heilprozess beschäftigt und mit der Vermeidung von Infekten. Der Leser, der die beiden ersten Bände gelesen hat, kann sich sogleich mit dem für ihn wichtigen dritten Teil „Infekte vermeiden" beschäftigen.

Auch heute, fünf Jahre nach der Veröffentlichung von Band eins meines Selbsterfahrungsberichtes und mehr als sechs Jahre nach dem Absetzen des Asthmasprays, fragen mich viele Ärzte, aber auch einige meiner Leser immer noch ungläubig, ob ich nach wie vor medikamentenfrei bin. Auch heute, im Februar 2007, weiß ich dies mit einem freudigen und ernsten „Ja!" zu beantworten. Meine Lebensqualität hat all die beschwerdefreien Jahre stetig zugenommen - einziger Wermutstropfen bleiben eine Reihe neu zugelegter Pfunde, die von der Tatsache herrühren, endlich wieder all die Dinge essen zu können, auf die ich aufgrund meiner vielen Allergien vom 16. bis zum 29. Lebensjahr verzichten musste.

Viele Leser sind so freundlich und informieren mich über ihre Heilerfolge - hierfür bin ich sehr dankbar. Die Etablierung der Idee, dass Asthma und Allergien doch heilbar sind, bedarf einer gemeinsamen Anstrengung. Je mehr Maßnahmen bekannt sind, die zur Heilung von atopischen Krankheiten, wie z.B. dem allergischen Asthma oder dem allergischen Ekzem, beitragen, umsoweniger Menschen wird es eines Tages geben, die erst einen vergleichbaren Leidensweg durchschreiten müssen.

Wie ich mussten auch viele meiner Leser über Jahre, oft Jahrzehnte hinweg Medikamente und deren Nebenwirkungen über sich ergehen lassen, bis sie Maßnahmen entdeckten, die nicht nur Linderung sondern auch langfristige Genesung in Aussicht stellen.

So lese ich mir alle Anregungen und Erfahrungen, die mir von Lesern an meine Email-Adresse gesendet werden, akribisch durch. Sie fließen in meine Überlegungen mit ein. Auch versuche ich, jede Anfrage zu beantworten - nur manchmal dauert dies ein wenig, da meine Bücher und die Pflege meiner Internetseite trotz des Erfolges nach wie vor Tätigkeiten sind, die ich nebenberuflich ausübe. Immerhin besuchen mittlerweile - vor allem in der Pollensaison - über 200 Personen pro Tag den Auftritt von www.asthma-heilen.de

Mein Dank gilt meinen Lesern und all jenen Menschen, denen ich Zuspruch und nicht zuletzt die materielle und inhaltliche Kraft verdanke, dieses Buch veröffentlichen zu können. Nicht unerwähnt bleiben soll die Vielzahl von Apothekern, Heilpraktikern und Ärzten, mit denen ich mich im Jahr 2006 zum Thema „Allergie, Asthma und Neurodermitis" unterhalten durfte.

Abschließend Danke ich meiner Frau Thora und meinen Eltern für ihre Unterstützung bei der Realisation des Buches. Mein Dank gilt ebenfalls meinem Bruder Jens für die geduldige technische Betreuung der Internetseite.

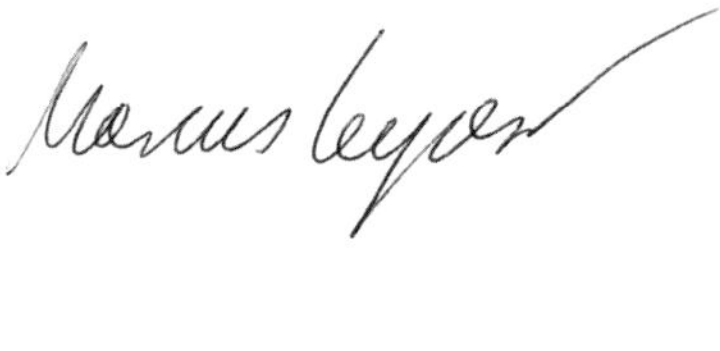

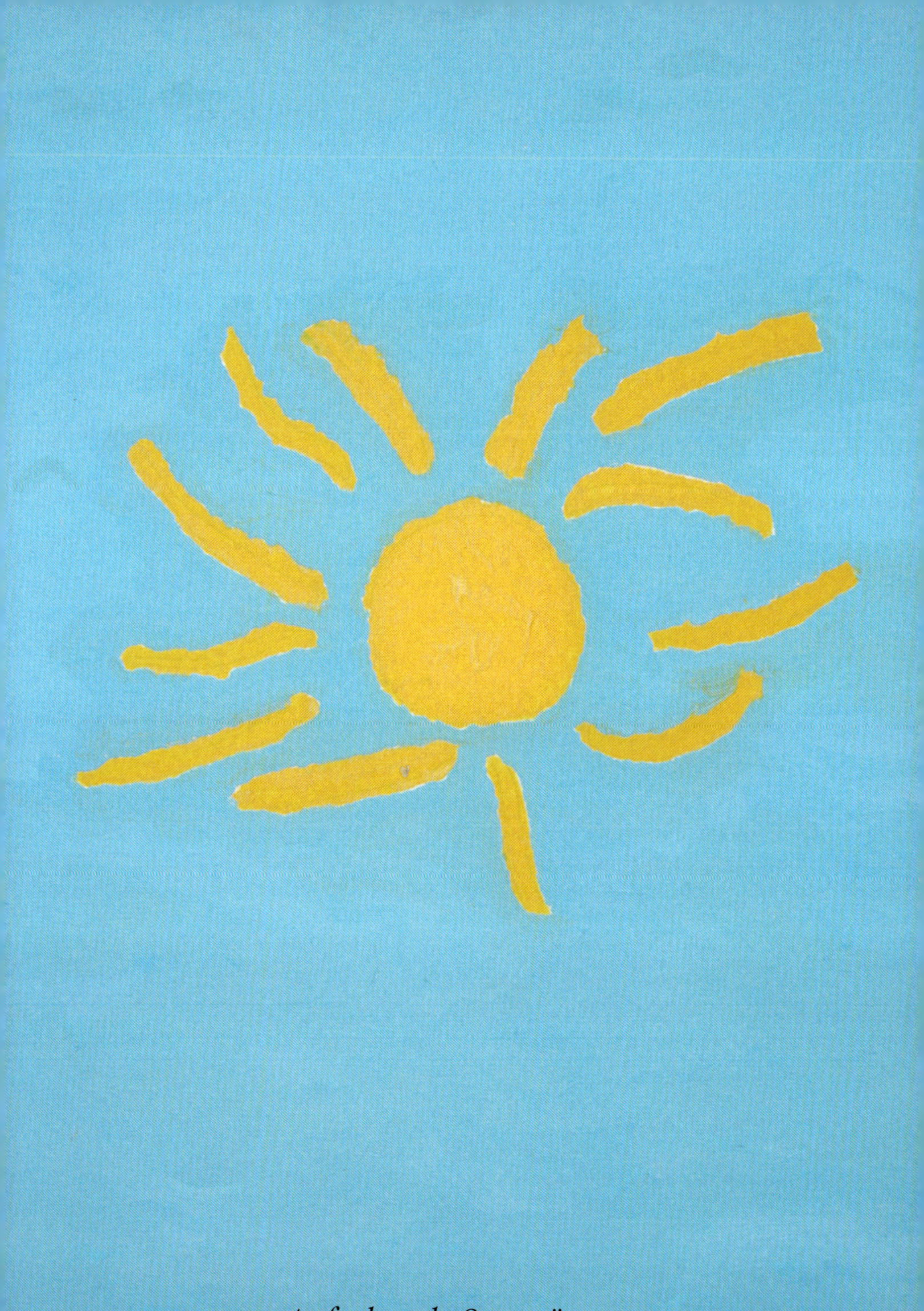

Bild *„Aufgehende Sonne"*
aus dem Jahre 2001

Teil 1:
Frei vom Asthmaspray

Vorwort
zur Ausgabe des ersten Bandes aus dem Jahre 2002

Der Titel dieses Buches ist für jeden Asthmatiker eine Herausforderung. Gibt es doch Heilung? Gibt es eine Möglichkeit, asthmatische Beschwerden auch ohne die chemischen Medikamente der Schulmedizin in den Griff zu bekommen? Im Januar 2001 war ich vor diese Frage gestellt, als ich aufgrund zunehmender Herzrhythmusstörungen, die eine Nebenwirkung von Asthmamedikamenten sein können, die Asthmamedikamente Broncho-Spray® und Spirupent® absetzen musste. Eine Therapie der Herzrhythmusstörungen ließ deshalb die gleichzeitige Einnahme dieser Medikamente, die Nebenwirkungen auf den Herzschlag haben können, nicht zu. Das vorliegende Buch soll nun verdeutlichen, wie es mir gelang, innerhalb kürzester Zeit auf die Medikamente zu verzichten, die ich von der Pubertät bis zu meinem 29. Lebensjahr täglich mehrfach inhalieren bzw. einnehmen musste und von denen ich immer gedacht hatte, dass sie bei mir keine Nebenwirkungen hervorrufen würden.

Das Buch enthält für aller Asthmatiker und Allergiker wissenswerte Tipps, die teilweise sehr leicht in Eigenanwendung erprobt werden können. Viele Informationen, z.B. die Hinweise zu Vitaminen und Mineralien, sind nicht sehr verbreitet und werden von Teilen der Ärzteschaft sogar abgelehnt. Allerdings hat hier seit der ersten Ausgabe des Buches im Jahre 2002 ein Umdenken stattgefunden, das dem Einsatz von Vitalstoffen bei chronischen und akuten Krankheitsbeschwerden eine immer größer werdende Bedeutung einräumt. So gibt es heute fast keine Apotheke mehr, die nicht zahlreiche Mikronährstoff-Produkte anbietet - auch wenn diese hinsichtlich ihrer Dosierung und Zusammensetzung nicht immer den Ansprüchen des Allergikers genügen.

Dieses Buch hat zum Ziel, neue Wege aus dem Dilemma zwischen Asthmasprays, Theophyllin und Cortison zu zeigen.

Ich selbst muss zugeben, dass es für mich bis heute an ein Wunder grenzt, auf meine täglichen Inhalationen verzichten zu können. Ich danke Gott für die Erkenntnisse, die mich zu meiner neuen Gesundheit geführt haben und ich hoffe, meinen Lesern mit meinen Ausführungen auf die eine oder andere Weise hilfreich sein zu können.

Ihr
Marcus Leyrer

1. Medizinische Vorgeschichte des Autors

- wie dieses Buch entstand

Allergisches Asthma Bronchiale - so lautete die Diagnose des behandelnden Arztes im Kurklinikzentrum Davos 1988. Ich war damals 16 Jahre alt und es war mir klar, dass etwas mit meiner Atmung nicht stimmte. Asthma? Wirklich? Und geht das wieder weg? „Nein, das geht nicht mehr weg!", höre ich den Arzt noch heute sagen. „Aber es lässt sich mit Medikamenten behandeln, die deine Lebensqualität sichern." Und 10 Jahre ging auch alles gut. Ich bekam Allergospasmin®, dann Broncho-Spray®, dann zusätzlich Cromohexal®. Als dies keinen Erfolg brachte, in zunehmender Dosis Cortison - Pulmicort® als Inhalator. Die meiste Zeit nahm ich 4 x 2 Hübe BronchoSpray® täglich. Ich probierte jedoch auch Spiropent®-Tropfen aus und bekam längere Zeit zusätzlich Singulair® sowie verschiedene Antihistaminika. Doch alle diese Medikamente führten nicht zu meiner Heilung, sondern zu einer ständigen Erhöhung der Dosis bei täglich auftretenden Beschwerden.

Im Frühjahr 1999 bekam ich Herzrhythmusstörungen, die mich aufschrecken ließen. Ein Hausarzt teilte mir mit, dass die Einnahme von BronchoSpray® und anderen Medikamenten mit bronchienerweiternder Wirkung signifikant meine Lebenserwartung reduzieren würde und zu Herzrhythmusstörungen führen könnte. Ich war schockiert. Im Klartext bedeutete dies, dass ich mit jedem Hub ein paar Tage meines Lebens verlieren würde.

Anfang 1999 entschloss ich mich, etwas zu unternehmen. Auch der mich behandelnde Bonner Allergologe ging davon aus, dass die Asthmamedikamente für meine Herzrhythmusstörungen verantwortlich waren. Da ich bereits eine Hyposensibilisierung gegen Gräserpollen, Baumpollen, Hausstaub und Katzenallergene aufgrund der starken körperlichen Belastung abbrechen musste, schien die Situation kompliziert. Spiropent®, ein Mittel mit dem Wirkstoff Clenbuterol, sollte in Tropfenform Abhilfe schaffen. Dieses Mittel dosierte ich auf fünf Tropfen, die ich morgens und abends einnahm. Neben den starken Schweißausbrüchen, die mit der Einnahme dieses Medikamentes verbunden sein können, bekam ich weiterhin Herzrhythmusstörungen, die bei einer höheren Dosierung des Medikamentes ebenfalls zunahmen. Ich war verzweifelt.

Mir war bewusst, dass der Verzicht auf die Tropfen die Einnahme von Cortisontabletten zur Folge haben könnte - und zwar mit all den Nebenwirkungen, die daraus für mich resultieren würden. Aufgrund der Vielzahl meiner Allergien, ob Pollen oder Nahrungsmittel, war mir klar, dass die Menge des verabreichten Cortisons erheblich höher liegen würde als die normalerweise zu Anfang einer oralen Therapie verabreichte Dosis.

Im Winter 1999 bekam ich dann eine zweite Chance. Mir wurde das Mittel Atrovent® verabreicht, das bei mir gut anschlug und als besonders herzfreundlich bekannt war. Zusätzlich bekam ich Singulair® - einen Leukotrienenblocker, der die Weitstellung der Bronchien besonders bei sportlicher Betätigung sicherzustellen vermag. Diese neue Therapie - zusammen mit Cortisonsprays für Nase und Bronchien - behielt ich bis zum Sommer 2000, bis zu einem Urlaub im Schweizer Hochgebirge bei. Dann setzte ich - aufgrund von Magenbeschwerden - Singulair® ab. Auch Atrovent® schien auf die Dauer nicht das Mittel der Wahl zu sein. Langsam fand ich mich mit dem Gedanken ab, Cortison oral als Tablette einnehmen zu müssen - mit all den Nebenwirkungen, die mit der oralen Gabe verbunden sind. Ich entschied mich zunächst aber, meinem Arzt eine Therapie-Änderung vorzuschlagen, indem ich ihn bat, das Cortisonspray Pulmicort in höherer Dosierung (400 µg statt 200 µg pro Hub) zu verschreiben. Ich verdoppelte so die Menge des inhalierten Cortisons bei gleich bleibender täglicher Inhalation von zweimal zwei Hüben des Sprays. Damals war mir nicht bewusst, dass ich mich dadurch über die kritische Marke von täglich 1.600 µg wagte, bis zu der die Inhalation von Cortison weitestgehend ungefährlich ist, d.h. ohne systemische Wirkung bleibt.

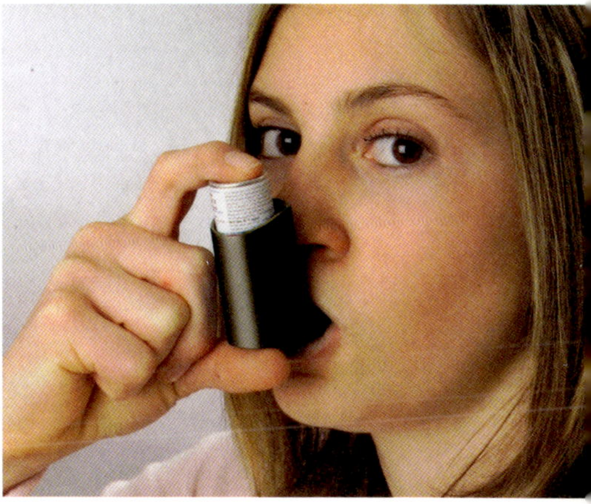

Asthmamedikamente können erhebliche Nebenwirkungen haben

Ich reduzierte nun die Inhalation von Atrovent® auf einen Hub pro Tag. Parallel begann ich mit einer Hyposensibilisierung in Tropfenform gegen unterschiedliche Pollen und Gräser, die ich jedoch schon nach zwei Monaten aufgrund meines Allgemeinzustandes abbrechen musste. Ich fühlte mich schlecht und abhängiger denn je von den Medikamenten, die ich einfach nicht mehr nehmen wollte und die mir keine Heilung meiner Beschwerden in Aussicht stellten.

Bereits zu diesem Zeitpunkt reagierte mein Körper auf jede Inhalation von Atrovent® mit Herzrhythmusstörungen und Magen-/Darmbeschwerden. Ich konnte und wollte endlich ohne Asthmamedikamente zurechtkommen. Viel entscheidender war: Ich hatte keine Wahl mehr. Ich war fest entschlossen, mich von den lästigen Nebenwirkungen der diversen Medikamente zu befreien.

Die Situation dramatisierte sich noch einmal, als ich Medikamente verabreicht bekam, in denen - wie übrigens bei den meisten Tabletten - Maisstärke und Baumwollsamenextrakte als Trägerstoffe dienten. Da ich allergisch gegen diese Inhaltsstoffe bin, reagierte ich mit einem anaphylaktischen Schock.[1]

Heute leide ich nicht mehr an Herzrhythmusstörungen und nehme nach wie vor keine Asthmamedikamente mehr. Wie es dazu kommt, soll nun im Folgenden dargestellt werden.

---

[1] Dies passierte trotz Abgabe des Allergieausweises bei dem mich behandelnden Arzt. Ich möchte meine Leser, die gegen Mais allergisch sind, empfehlen, vor allem im Krankenhaus jedes einzunehmende Medikament selbsttätig zu überprüfen. Hierzu sollten Sie unbedingt den Beipackzettel lesen; nicht immer taucht der Zusatzstoff Maisstärke auch in dem Medikamentenverzeichnis „Rote Liste" auf, das Sie über den Buchhandel beziehen können.

2. *Erste Schritte*

Dosisreduktion und Stabilisierung des Allgemeinzustandes

2.1 Homöopathie

Die bekannteste Alternativmedizin sind homöopathische Mittel. Deshalb entschloss ich mich, zunächst eine Reihe von Büchern zu Rate zu ziehen, die das Thema „Asthma" homöopathisch behandeln. Die Homöopathie beruht auf dem Prinzip *similis similibus curantur*. Gleiches soll also mit Gleichem geheilt werden. Hahnemann entdeckte dieses Prinzip, als er bereits im 18. Jahrhundert durch Versuche mit der Chinarinde auf die Möglichkeit aufmerksam wurde, dass gewisse Stoffe bei Einnahme Krankheitsbilder, auch so genannte „Arzneimittelbilder" hervorriefen. So bekam er durch die Einnahme der Chinarinde Symptome von Malaria. Bei Absetzen verschwanden die Symptome. Hahnemann nahm diese Entdeckung zur Grundlage seiner praktischen Behandlung von Kranken. Malariakranke sollten nun also Chinarinde bekommen, um ihre Beschwerden zu lindern. Als Faustregel muss also gelten, dass Stoffe, die beim Gesunden Symptome hervorrufen, die beim Kranken bereits aufgetreten sind, geeignet sind, um Letzteren zu heilen. Die Stoffe werden dabei potenziert, das heißt, sie werden in hohem Maße verdünnt. Je höher die Potenz (Verdünnung) ist, umso stärker ist die Wirkung.

Die Auswahl des richtigen Wirkstoffes zur Behandlung meines Asthmas fiel mir jedoch schwer. Da in der klassischen Homöopathie nur Einzelstoffe verwendet werden, war die Suche mühsam. Hinzu kam, dass zu jedem Stoff ein Profil gehört, das nicht nur körperliche Beschwerden, sondern auch die Stimmungslage und Ängste beeinflusst. Ich war mir nicht sicher, den richtigen Stoff selbst bestimmen zu können. Da fand ich in einem Buch den Hinweis auf eine Misch-Lösung, die aus einer Reihe von Stoffen besteht, die bei Asthma bronchiale besonders wirksam sind. Mischlösungen werden in der Homöopathie auch als Komplexmittel bezeichnet. Da ich täglich unter Atemnot und Beschwerden litt, wusste ich, dass sich die Wirkung des Komplexmittels schnell zeigen würde.

Das *AsthmaGastreu®N R34* [2] der Firma Reckeweg konnte über die Apotheke rezeptfrei bezogen werden und enthielt folgende Wirkstoffe:

Arsenicum album D8
Carbo vegetabilis D30
Kalium phosphoricum D30
Natrium sulfuricum D200
Yerba santa D12

Aufgrund der juristischen Hürden, die in den letzten Jahren Herstellern von homöopathischen Arzneimitteln in der Bundesrepublik Deutschland auferlegt werden, und die für den Laien oft nur schwer verständlich sind, kommt es zur Zeit im Markt immer wieder zu Umbenennungen. Die Selbstmedikation wird außerdem erschwert, da klare Indikations-Angaben bei den

---

[2] Asthma Gastreu ist leider im Jahre 2005 vom Markt genommen worden. Die strengere Überprüfung homöopathischer Mittel im Rahmen der so genannten Nachzulassung wird auch in Zukunft dazu führen, dass verstärkt homöopathische Mittel vom Markt genommen werden müssen. Hintergrund sind auch die oft sehr teuren Überprüfungsverfahren, die sich durch die Umsätze der Produkte oft nicht tragen.

Präparaten, die als „homöopathisches Arzneimittel" registriert sind, nicht genannt werden dürfen. Dies betrifft auch das Asthma-Gastreu® der Firma Reckeweg, dass heute den Namen *„Arsetabilis-Gastreu®"* trägt und als Inhaltsstoffe nahezu identisch mit dem Asthma-Gastreu ist. Allerdings fehlt ein Inhaltsstoff: das Kalium Phosphoricum (Potenz D 30).

Für den Fachmann soll erwähnt werden, dass sich auch die Potenzen verändert haben: sie sind niedriger als zuvor. Meiner Erfahrung nach bieten sich niedrige Potenzen aufgrund der Tendenz, geringere Erstreaktionen hervor zu rufen, gerade bei der Selbstmedikation an, sodass wir uns hier mit einem lachenden und einem weinenden Auge glücklich schätzen können, dass es überhaupt ein Nachfolgeprodukt gibt. Wie ich von einigen Lesern höre, wirkt auch dieses neue, niedriger potenzierte Produkt gut.

Ein weiteres homöopathisches Arzneimittel - das Asthmavowen®-N der Firma Weber&Weber - wird oft von Heilpraktikern empfohlen. Ich selber habe das Produkt nicht angewendet, da ich in der Zeit meines Heilprozesses keine Kenntnis von ihm hatte. Heute weiß ich aufgrund der Berichte von Heilpraktikern, die ich anlässlich des norddeutschen Heilpraktiker Tages in Hamburg im November 2006 sammeln konnte - dass es ebenfalls eine gute Wirkung hat. Mir liegen vor allem auch Berichte älterer Leser vor, die durch ein allergisches Asthma ein Emphysem, also eine Überblähung der Lunge ausgebildet haben, und sehr positiv über die Einnahme des Asthmavowen®-N berichten. Bei dieser möglichen Spätfolge des Asthma bronchiale kann das Herz beeinträchtigt sein. Man spricht dann von einer Rechtsherzinsuffizienz oder auch von einem Cor Pulmonale. Ältere Leser klagen deshalb oft über geschwollene Beine und wissen oft nicht, dass dies eine Folge der Beeinträchtigung ihrer Lungenfunktion ist.

Das Asthmavowen®-N ist also ein homöopathisches Komplexmittel, das folgende Inhaltsstoffe enthält:

Aconitum napellus (D4)
Convallaria majalis (D1)
Datura stramonium (D4)
Drosera
Kalium iodatum (D3)
Lobelia inflata (D4)

Der Leser hat also zwei unterschiedliche Komplexmittel zur Verfügung, die ihm im Heilprozess von Nutzen sein können. Bei der Wahl des Heilpraktikers, der den Leser im Heilprozess begleitet, sollte darauf geachtet werden, dass der gewählte Heilpraktiker den unterschiedlichen Ansätzen der homöopathischen Medizin offen gegenübersteht. Es gibt einige Heilpraktiker, die sich zur klassischen Homöopathie bekennen und ausschließlich konstitutionell, d.h. - vereinfacht gesagt - mit einzelnen Konstitu-

Homöopathische Komplexmittel wie Asthmavowen®-N können den Heilprozess vom Asthma bronchiale unterstützen

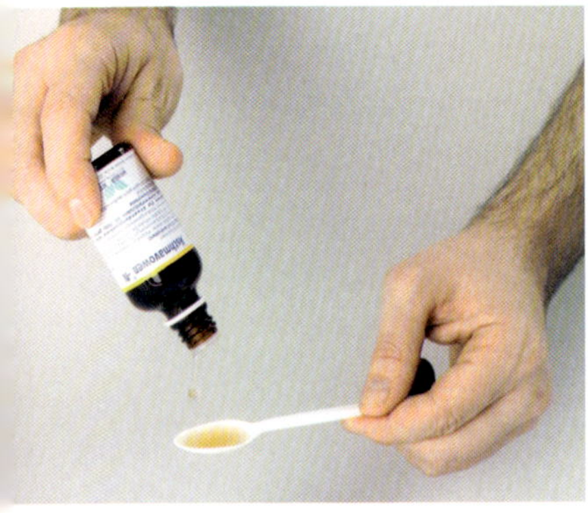

tionsmitteln behandeln und Komplexmitteln - auch in niedriger Potenz - skeptisch gegenüber stehen. Ich habe selbst erfahren, dass die Behandlung mit Komplexmitteln der Anwendung der klassischen Homöopathie nicht entgegenstehen muss und sie - ganz im Gegenteil - sehr gur ergänzen kann.

Bei homöopathischen Mitteln ist zu beachten, dass - wie bereits angedeutet - eine Reaktion der Mittel sich zunächst durch eine Erstverschlimmerung bemerkbar machen kann. Hiermit hatte ich bereits als 23-jähriger Erfahrung gemacht. Damals war ich bei einem Heilpraktiker in Behandlung gewesen. Der verabreichte Wirkstoff hatte bei mir eine starke Erstverschlimmerung ausgelöst, sodass ich die Einnahme erschrocken unterbrach. Heute weiß ich, dass eine solche Erstverschlimmerung notwendig ist, zeigt sie doch, dass der Körper auf den Stoff reagiert.

Die Einnahme des Gemisches erstaunte mich. Da normalerweise Komplexmittel in der klassischen Homöopathie verpönt sind, hatte ich zunächst nicht mit einer positiven Reaktion gerechnet. Die beiläufig genommenen Tropfen ermöglichten mir ein sofortiges tiefes Durchatmen. Mit einer solchen Erstreaktion in Form einer starken Erstverbesserung ist nur selten zu rechnen. Ich war jedoch begeistert. Ich konnte zwar das Inhalationsspray Atrovent® noch nicht absetzen - aber das war auch nicht mein direktes Ziel. Ich wollte versuchen, die Dosis der Asthmamedikamente zu reduzieren und gleichzeitig meine Beschwerden erträglich zu halten. Ich war nun guten Mutes, musste mich aber bremsen. Häufig ist der zwanghafte Versuch, schnell Medikamente absetzen zu wollen, Schuld an einem allzu frühen Scheitern der Bemühungen. Zunächst muss der Allgemeinzustand des Körpers gefestigt werden, zumal ich über viele Jahre Medikamente eingenommen hatte. In keinem Fall aber darf ein abruptes Absetzen erfolgen. Absetzungsversuchen vorangehen sollte immer eine Dosisreduzierung. Auch ist es vernünftig, homöopathische Mittel nur mit Hilfe von erfahrenen Heilpraktikern einzusetzen. Ich selbst wählte diesen Weg nicht, da ich, durch zahlreiche Arztbesuche abgeschreckt, es einfach selbst ausprobieren wollte.

Die Wahl des Präparates Asthma-Gastreu®[3] war nach eingehender Lektüre einiger Bücher erfolgt. Dabei ließ ich mich von der Überzeugung leiten, dass nur ich selbst in der Lage war, mich von meinem Leiden zu heilen. Einer der Grundsätze, die mich bis heute in meinem Leben leiten, stammt aus dieser Zeit:

Helfen kannst Du Dir nur selbst. Um Dir selbst zu helfen musst Du wissen, wie man sich helfen kann.

Ziemlich schnell war mir klar geworden, dass der Großteil der Ärzte und viele der heillos überrannten Allergologen mit ihren eingeschränkten Budgets und Terminplänen nicht die wirklichen Ansprechpartner für eine Heilung meiner Beschwerden waren. Um mich aber von meiner Krankheit zu heilen, musste ich zunächst eine Strategie entwerfen, die gerade für den Asthmatiker von so grundlegender Bedeutung ist.

---

[3] siehe vorstehende Ausführungen

2. *Die Dimensionen der Persönlichkeit*

- der Geist als treibende Kraft auf dem Wege der Genesung

Wie in der Einleitung erwähnt, wurde mir von Beginn an suggeriert, dass mein Asthma und meine Allergien nicht heilbar seien. Dies impliziert die Abhängigkeit von Medikamenten, von Ärzten und letztendlich auch von den Krankenkassen und den jeweiligen Budgets. Im Januar 2001 hatte ich jedoch keine Wahl mehr. Mein Gesundheitszustand und mein innerer Widerwille gegen die Asthmamedikamente zwangen mich nach Alternativen zu suchen. Ich musste mit alten Verhaltensweisen brechen. An allererster Stelle stand die Erkenntnis, dass mein Geist die Grundlage für eine schnelle Genesung sein musste. Das bedeutete, dass ich mir ein möglichst umfangreiches Wissen aneignen musste - über meine Krankheit und über traditionelle und alternative Heilmethoden. Gleichzeitig begann ich, angestammte Lebensweisen zu hinterfragen.

Die Lektüre zahlreicher Bücher und meine eigene Lebenserkenntnis brachten mich dazu, meine Persönlichkeit in drei Dimensionen einzuteilen. Zuerst kam die des Geistes, dann die des Körpers und die der Seele. Ich habe seit jeher den Begriff Psyche als abgenutzt und viel zu kurz gegriffen betrachtet, die beiden Dimensionen Geist und Seele halte ich hingegen für angemessener. Hieraus ergab sich folgendes Schema:

Abbildung 1:
Die drei Dimensionen der Person

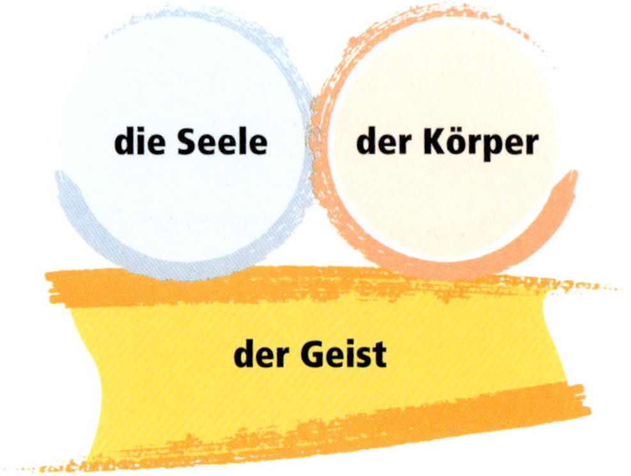

Der Geist war diejenige Größe, die meine Gedanken, meinen Mut im Griff haben musste. Gleichzeitig fallen der Dimension Geist die Aneignung und Organisation von Wissen zu und die disziplinierte Einhaltung einmal gefällter Entschlüsse. Jeder Asthmatiker, der schon einmal versucht hat, Medikamente hinter sich zu lassen und dann einen Rückfall erlitten hat, wird sich daran erinnern, wie schwierig es ist, sich einzugestehen, dass man ohne Medikamente nicht sein kann. Auch ich war vor gelegentlichen Rückfällen nicht gefeit und hätte ohne Disziplin und unendlichen Willen zu gesunden sicherlich vorzeitig aufgegeben. Der Geist muss Rückfälle von vorneherein einkalkulieren und verhindern, dass wir durch einen Rückfall „den Kopf hängen lassen". Hier bewahrt also der Geist die Seele vor allzu großem Schmerz und ermöglicht, einen klaren Kopf zu behalten. Wenn der Körper nicht so weit ist, zu gesunden, so muss der Geist versuchen zu verstehen, warum dies der Fall ist. Nur mit dieser Einsicht - die mal schnell, mal weniger schnell verfügbar wird, kann er - durchaus strategisch weitere Heilungsmaßnahmen treffen.

Gerade bei allergischem Asthma gehen von unseren kognitiven Fähigkeiten diejenigen Impulse aus, die wir für die Genesung brauchen. Dies hat sich selbst bis in die Schulmedizin herumgesprochen, die im Allgemeinen fälschlicherweise mit dem Hinweis der „Psyche" versucht, ihre eigenen Behandlungsdefizite zu überdecken. Ein Allergologe aus Göttingen schrieb bereits 1997 dazu:

Es gibt kein „psychisches Asthma"! Asthma ist immer eine organische Erkrankung.[4]

Sicherlich ist es jedoch wichtig, dem Körper die nötige Ruhe zu gönnen, um genesen zu können. Dies ist eine wichtige Vorbedingung für jedwede Genesung. Gerade in unserer heutigen Zeit gibt es zahlreiche Möglichkeiten, dem Körper die Zeit zu rauben, die er unbedingt für eine Erholung und ein „Wieder-zu-Kräfte-kommen" bedarf. Jeder Asthmakranke sollte sich bewusst machen, dass er nur ein einziges Mal lebt und dass Ziele, die zu hoch gesteckt werden, üblicherweise aufgrund der gesundheitlichen Auswirkungen entgegengesetzte Resultate bringen.

Im Allgemeinen spricht man heute von „Stress", um das Gefühl zu beschreiben, das durch eine körperfeindliche Lebensweise z.B. in unserer Magengrube oder unseren Bronchien entsteht. Der Körper kann direkt und indirekt geschädigt werden. Die indirekte Schädigung des Körpers kann vor allem durch Depression, Frustration und Passivität entstehen.

---

[4] Hannemann, P.; Fit trotz Asthma - Das Asthma Controlling-Programm, Ratgeber Ehrenwirth: München 1999, S. 47

Es sind dann die seelischen Auswirkungen, die durch Grübeleien und einen sich ausbreitenden Zweifel nicht nur unsere Seele, sondern auch Körper und Geist überfordern. Direkt kann der Körper durch unsere Nahrungsaufnahme, durch falschen Lebensrhythmus und durch Drogen und Toxine geschädigt werden.

Da die drei Dimensionen unseres Daseins sich einander bedingen, muss ein Gesundungsversuch immer auf allen drei Ebenen vonstatten gehen. Bemühungen, z.B. die Seele ins Gleichgewicht zu bekommen, den Geist zu trainieren oder den Körper durch Entsagung zu heilen, müssen dann scheitern, wenn sie nicht gemeinsam betrieben werden.

Nachdem die Einnahme homöopathischer Mittel eine Stabilisierung meines Gesundheitszustandes mit sich gebracht hatte, brachte eine zufällige Entdeckung im Februar 2001 schließlich den ersehnten Wendepunkt in meiner Krankengeschichte: der Verzehr einer Orange.

2.3 Ernährungsumstellung: grundlegende Voraussetzungen

Bereits im Sommer 2000 war ich durch die Lektüre einiger Kräuterbücher und Ausführungen zu Naturheilmitteln auf den Spitzwegerich und den Thymian gestoßen. Der Spitzwegerich als Tee zubereitet hat eine entzündungshemmende Wirkung. Ich hatte ihn benutzt, um meine Kaffeeabhängigkeit in den Griff zu bekommen und gleichzeitig meine Atemwege abzuheilen.

Der Verzicht auf Kaffee fiel mir besonders leicht nach der Lektüre des amerikanischen Bestsellers **Caffeine Blues - Wake up to the hidden dangers of America's Drug Number One**, der die Nebenwirkungen des Koffeins sehr drastisch schildert. Insgesamt trank ich zwei Tassen Spitzwegerich pro Tag, die ich aber immer nur zwei Minuten aufbrühte. Die Menge des aufgebrühten Krautes sollte ebenfalls nicht übertrieben werden. Allergiker dürfen nie vergessen, dass jede Art des Übermaßes für ihren Körper ungesund ist. Da der Körper selber maßlos reagiert, muss der Geist immer beschwichtigend auf unseren Willen wirken, damit eine Heilung in der notwendigen Ruhe und Ausgeglichenheit erfolgen kann. Das gilt auch für die Zubereitung von Kräutertees. Den Spitzwegerichtee trank ich genau sechs Monate und ich glaube heute, dass er mir dabei behilflich war, die Grundlage für meinen Verzicht der Asthmamedikamente zu legen. Die Abheilung der Schleimhäute der Bronchien ist eine wichtige Aufgabe im Heilungsprozess des Asthmatikers, die am besten mit Heilkräutern geschieht. Nach etwa sechs Monaten verspürte ich kein Bedürfnis mehr nach dem Spitzwegerichtee. Heute trinke ich ihn nur noch ganz selten.

Allergiker, die Spitzwegerichtee nicht vertragen, sollten es mit Thymian und anderen Kräutertees probieren. Ein Kräutertee ist immer dann angemessen, wenn er die Beschwerden erleichtert. Aber Vorsicht, es gibt auch hier Als-Ob-Sympthome. Das Abhusten von Schleim kann nämlich einerseits eine wirkliche Erleichterung sein und den Tees zugeschrieben werden, es kann andererseits aber auch eine allergische Reaktion auf den Kräutertee signalisieren. Am besten findet man die richtige Teesorte für sich heraus, wenn man an einem Sonntag einmal auf das Frühstück verzichtet, und zwei Tassen des jeweiligen Krautes zu sich nimmt.

Huflattich, der oft in alten Büchern für Lungenleiden empfohlen wird, hat übrigens Nebenwirkungen auf die Leber. Ich rate deshalb von seinem Genuss - geraucht oder getrunken - ab. Wenig sinnvoll ist auch das Trinken von Fertigmischungen, die Süßholz enthalten. Süßholz ist schimmelanfällig und kann allergische Reaktionen auslösen. Wer es trotzdem mal mit einer Kräuterteemischung ausprobieren will, dem empfehle ich den Yogitee® „Atem" aus dem Bioladen.

Anfang Februar 2001 hatte ich schon mehrfach versucht, meine atemwegserweiternden Medikamente abzusetzen. Es klappte einfach nicht so recht. Immer wieder hatte ich Atembeklemmungen. Bei einer Besuchsfahrt zu den Eltern einer Bekannten nach Cochem an der Mosel war es wieder einmal so weit. Ich hätte eigentlich inhalieren müssen, entschied mich aber zunächst dafür, etwas zu trinken. Da die Wasserflasche jedoch im Kofferraum lag, griff ich zu einer saftigen Orange, die ich mir aus dem Bioladen mitgebracht hatte. Nach dem Genuss der Orange - ich befand mich bereits wieder im Gespräch mit meiner Bekannten - fragte sie mich erstaunt, wieso ich denn nun keine Atembeklemmung mehr hätte. Ich war begeistert.

Ich konnte es mir selbst nicht erklären und hielt die Vermutung meiner Begleiterin, es hätte an der Orange gelegen, für eher unwahrscheinlich. Dennoch war ich offen für diese Überlegung. Heute weiß ich aufgrund meiner Studien der Orthomolekularen Medizin, also der Lehre von den Heileffekten von Vitalstoffen, insbesondere Vitaminen und Mineralstoffen auf den Körper, dass Zitrusbioflavonoide und Vitamin C allergische Reaktionen unterbinden können.

Vom besagten Tag an aß ich jeden Tag Bio-Orangen. Leider ging dies nur für den Zeitraum der Orangenernte. Ich stellte außerdem fest, dass gespritzte Orangen zu diesem Zeitpunkt des Heilprozesses keinen fördernden Gesundheitseffekt auf mich hatten und Orangensäfte aufgrund des hohen Fruchtzuckergehaltes eher zur Verschleimung beitragen als diese zu lösen. Mit den Bio-Orangen hatte ich den ersten Beweis, dass ich durch Nahrungsumstellung meinen Gesundheitszustand verbessern konnte. Von nun an aß ich jeden Tag zwei bis drei Orangen - und zwar vor allem immer dann, wenn ich eigentlich das Atrovent® hätte inhalieren müssen.

Da ich weiß, dass es den einen oder anderen unter meinen Lesern gibt, der eine Orangenallergie hat, möchte ich kurz darauf hinweisen, dass andere pflanzliche Flavonoide ähnliche Wirkungen haben können. Ich werde später darauf zurückkommen.

Ich entschloss mich, morgens auf mein Butterbrot zu verzichten und anstelle dessen Orangen zu mir zu nehmen. Kalorientechnisch reichte mir dies jedoch nicht aus. Ich wurde schlichtweg nicht satt. Als andere Frucht schien mir die Banane mit hohem Kalzium- und Kaliumgehalt ideal. Jedoch vertrug ich Bananen nicht. Außerdem hatten sie eine Kreuzreaktion mit Haselnusspollen und die fliegen im Februar und März besonders stark.

Eine Hörspielkassette von Hans Grünn brachte mir den entscheidenden Hinweis. Kassetten dieser Art, die es auch für Stressbewältigung und das Erlernen von Entspannungsmethoden in unzähliger Anzahl gibt, hatte ich mir im Internet bestellt. Hier bekam ich den entscheidenden Hinweis auf das Vitamin B12 und seine Heilerfolge bei Kindern. Kinder, die unter Allergien leiden, können oft nach der viermaligen intramuskulären Gabe (also der „Pospritze") von 1000µg/Woche von erheblichen allergischen Beschwerden befreit werden. Diese Information war mir neu. Ich wusste zu diesem Zeitpunkt nicht, dass Ärzte wie Apotheker Nahrungsergänzungsmitteln, wie Vitalstoffe allgemein genannt werden, eher ablehnend gegenüber standen. Dies hat sich mittlerweile aufgrund des Generationswechsels größtenteils geändert. Auch die pharmazeutischen Unternehmen verdienen nicht wirklich an Vitalstoff-Produkten, die im Gegensatz zu den meisten chemischen Medikamenten Heilerfolge und Linderung ohne Nebenwirkungen ermöglichen. Dies ist zumindest meine Erfahrung und wird durch die Meinung der kleinen, aber stetig wachsenden Anzahl von Ärzten, die auf dem Gebiet der Orthomolekularen

Medizin tätig sind, bestätigt. Hintergrund mag hier auch die Tatsache sein, dass Vitalstoff-Kombinationen nur schwer patentierbar sind und leicht von anderen Wettbewerbern kopiert werden können. Außerdem zahlen die Krankenkassen zwar die teuren Medikamente für die Akutbehandlung, allerdings nicht die preiswerteren und oft sehr hilfreichen orthomolekularen Vitalstoff-Präparate, die meiner Erfahrung nach für den Heilprozess unerlässlich sind.

Die Einnahme von Vitamin B12 führte auch bei mir zu jenem Erfolg, der endgültig die Einnahme von Atrovent® überflüssig machte und die Reduzierung von Pulmicort® auf eine Inhalation alle zwei Tage über einen Zeitraum von 2 Monaten erlaubte. In der Apotheke ist B12 rezeptfrei erhältlich. Ich selbst habe mit der Einnahme von Vitasprint® Trinkampullen begonnen. Diese Trinkampullen nahm ich entgegen der im Faltblatt vermerkten Empfehlung vier Wochen lang täglich. Die Einnahme von Vitamin B12 reduzierte meine allergischen Beschwerden. Endlich sollten meine Bemühungen erstmals belohnt werden: Der Verzicht der täglichen Einnahme von Atrovent® - ein lang ersehntes Ziel auf dem Weg der schrittweisen Gesundung - war erreicht. Dem interessierten Leser sei schon an dieser Stelle mitgeteilt, dass eine Überdosierung von Vitamin B12 nach wissenschaftlichen Erkenntnissen keine negativen Folgen hat. Nicht benötigtes Vitamin B12 wird durch den Urin ausgeschieden.

Die Einnahme von Vitamin B12 ermöglichte den morgendlichen Verzehr von einer Apfelsine und einer Banane.

Ich empfehle, beides unbedingt aus dem Ökoladen zu beziehen. Ansonsten würden die gespritzten Früchte auf Dauer eher schädlich auf den ohnehin irritierten Körper wirken. Auf Reisen oder im Hotel ist ausnahmsweise der Genuss von - diesen beiden - gespritzten Früchten erlaubt.

Seit meinem Entschluss im Januar 2001, auf Asthmamedikamente soweit wie möglich verzichten zu wollen, hatte ich allerhand für meinen Körper getan: der Verzicht auf jegliche Art von Genussmitteln, die Einführung einer Früchtemahlzeit anstelle des Frühstücks und die Einnahme von Vitamin B12 und des homöopathischen Komplexmittels hatten es mir ermöglicht, meinem Ziel erheblich näher zu kommen.

Die ersten Schritte hatten - obwohl sie doch eher bescheiden waren - zu einer grundlegenden Veränderung meines allergisch bedingten Asthmas geführt, und das, obwohl - wie bereits geschildert - ich unter vielen Allergien litt und seit meiner Jugend auf Asthmamedikamente angewiesen war. Diese Erfolge geben Anlass zu einer Interpretation nach medizinisch-konservativen Gesichtspunkten.

3. Häusliche Voraussetzungen
- förderlich für den Heilprozess

Wie auch von der herkömmlichen Medizin sinnvoller Weise gefordert, lebte ich seit meiner Pubertät in einem sanierten Zimmer. Im Klartext bedeutete dies den Verzicht auf Teppichböden, schwere Vorhänge und andere Staubfänger. Ich hatte mir auch bereits eine Matratze angeschafft, die keine Federn enthielt. Ende März 2001 bekam diese Matratze nun einen Überzug aus dem Sanitätshaus, der Hausstaubmilben abhält. Ich verfügte bereits über Allergiker-geeignete Bettwäsche. An dieser Stelle sei darauf hingewiesen, dass Allergiker-geeignet nicht unbedingt bedeutet, dass sich hier Hausstaubmilben nicht wohl fühlen. Einige Hersteller begnügen sich mit dem eigentlich selbstverständlichen Hinweis, dass ihre Waren gewaschen werden können. Dies reicht in der Regel jedoch nicht aus, um wirklich gegen die Hausstaubmilben gefeit zu sein. Man sollte sich deshalb genau über die verwendeten Materialstoffe informieren.

Im März 2001 schaffte ich mir nun außerdem ein Luftfilter-Gerät an, das mich vor Pollen und kleinen Staubteilchen schützen sollte. Darüber hinaus besorgte ich mir Keramikbehälter, die an die Heizkörper gehängt werden können und so während der Heizperiode für ausreichend Feuchtigkeit im Zimmer sorgen. Trockene Schleimhäute können bei Allergikern Probleme hervorrufen, weshalb auch im Winter Räume zwar aufgeheizt, aber nicht überheizt werden sollten. Trockenheit in Mund und Rachen sollte mit dem rezeptfreien Vitamin B5-Präparat

Bepanthen® von Roche begegnet werden. Halsschmerztabletten sind nicht nur die teurere Lösung sondern bringen oft auch nicht den gewünschten Effekt.

Meine Probleme mit Luftbefeuchtern, von denen ich zahlreiche ausprobiert habe und die alle funktionsuntüchtig waren oder schnell kaputt gingen, bringen mich zur Formulierung der Empfehlung, von elektrisch betriebenen Luftbefeuchtern grundsätzlich abzusehen. Die in Kaufhäusern erhältlichen Keramikbehälter erfüllen durchaus ihren Zweck, auch wenn peinlichst genau darauf geachtet werden sollte, dass sie regelmäßig gereinigt werden, da sich sonst Schmutzstoffe und Bakterien ausbreiten können.

Neben einem sanierten Zimmer sorgte ich dafür, dass ein hausstaubmilbengeeigneter Staubsauger der Firma Miele ins Haus kam. Staubsaugen war mir immer ein Gräuel. Schon das einmalige Sichaussetzen des durch den Staubsauger aufgewirbelten Staubes kann für einen Allergiker zu einem Anfall führen. Besonders im Heilprozess, sollte man unnötige Belastungen mit Allergenen unbedingt vermeiden. Die Staubsauger von Miele der 500er Serie eignen sich besonders für Haushalte mit Allergikern, da alle Modelle dieser Serie in der Lage sind, spezielle Hepa-Filtertüten aufzunehmen, die den Allergiker vor der Allergenbelastung schützen. Trotzdem sollte der Allergiker Tätigkeiten wie Staubsaugen und Staubwischen nach Möglichkeit nicht selber durchführen, da selbst durch diese feinen Filter Staub aufgewirbelt werden kann. Geht es trotzdem nicht anders, so ist die zusätzliche Verwendung eines medizinischen bzw. handwerklichen Mundschutzes angebracht. In extremen Fällen kann - um Rückfälle bei starken Hausstaubmilbenallergikern um jeden Preis zu vermeiden, das Tragen einer preiswerten Gasmaske - z.B. aus alten NVA-Beständen - sinnvoll sein. Dann sollten aber eventuelle Mitbewohner vor dem recht abenteuerlichen Aussehen des Trägers einer solchen Maske gewarnt werden. Auch muss beim Staubsaugen auf einen regelmäßigen Wechsel des Hepa-Filters geachtet werden. Dies ist beim Staubsaugen mit dem MIELE Medicair nicht notwendig, da hier die Hepa-Filtertechnik bereits serienmäßig eingebaut ist.

Der neue Staubsauger Miele Medicair 400 Plus besticht durch seine optimale Filtertechnik

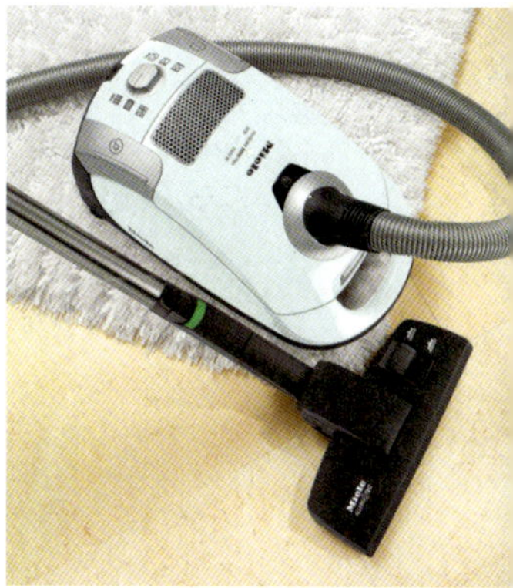

Eine besonders schmerzliche Bekanntschaft habe ich übrigens einmal mit Toilettensteinen gemacht, die leider in Mode gekommen sind. Fast in jedem Haushalt findet man einen solchen Stein zum Befestigen am Toilettenrand. Er riecht nach Zitrone oder anderen Düften und enthält in Wirklichkeit in der Regel ätzende und irritierende Stoffe, die einen dann im Toilettenraum begrüßen. Eines Tages bekam ich einmal einen solchen Toilettenstein ohne mein Wissen in meine Toilette gehängt - was dazu führte, dass beim nächsten „Besuch" mein rechtes Auge so zuschwoll, dass ich in eine Bonner Augenklinik fahren durfte. Ein antiallergisches Mittel brachte die ersehnte Ruhe wieder und ich möchte meinen Lesern empfehlen, sich von solchen Steinen oder Flüssigkeiten ohne wenn und aber zu trennen, selbst wenn sie diese regelmäßig benutzen. Je weniger Ihr Organismus irritiert wird, desto mehr aktiviert Ihr Körper seine eigene Heilkraft.

Neben dem Schlafplatz und der Wohnung ist sicherlich die Kleidung einer der wichtigsten Punkte, der zu einer Gesundung beitragen kann. In der Heilungsphase empfehle ich dem Allergiker entsprechend der gängigen Farbenlehre möglichst keine schwarze Kleidung zu tragen, dafür eher helle Töne. Viel wichtiger ist aber die Art des Waschmittels, die sie zur Reinigung ihrer Wäsche verwenden.

Nachdem ich meine diversen Asthmasprays abgesetzt hatte (mit Ausnahme des Cortisons) war ich auf alle Allergie-erregenden Stoffe äußerst empfindlich. Dies galt besonders im Bezug auf Parfüms, Haarwaschmittel und Waschmittel für Kleidung. „Persil sensitive®" ist eine zufrieden stellende Alternative und ich empfehle das Mittel mit gutem Gewissen meinen Lesern. Ich empfehle auch alle neuen Kleidungsstücke zunächst mit diesem Waschmittel zu behandeln, um tränende Augen oder Hautreizungen zu vermeiden.

Was Parfüms oder Haarwaschmittel angeht, so sollte jeder selbst entscheiden, welche Mittel für ihn am besten geeignet sind. Die Serie von Weleda, die es im Ökoladen oder in der Apotheke gibt, enthält teilweise Produkte, auf die ich zurückgreife. Aus dem Ökoladen beziehe ich mein Shampoo, das bei mir eine sehr gute Verträglichkeit hat.

Insbesondere von der Verwendung von Haarsprays und

Haarschaum - selbst aus dem Ökoladen - möchte ich meinen Lesern abraten. Und auch hier gilt - wer gesund sein will muss zunächst einmal bereit sein sich zu verändern. Mit einigen alten Gewohnheiten muss man brechen. Das gilt übrigens auch für Pelzmäntel oder Ledermäntel, die oft mit Eitelkeit und Stolz getragen werden und viele jener Milben enthalten, die dem Allergiker das Leben schwer machen - vor allem, wenn sie schon ein paar Jahre alt sind.

3.1 Exkurs: Hausfilteranlagen

Regelmäßig werden so genannte Wärmerückgewinnungsanlagen für Wohnhäuser und Hotels als sehr allergikerfreundlich angepriesen. Es handelt sich dabei in der Regel um Anlagen, die in Häusern mit Dreifachverglasung angebracht werden. Diese Anlagen funktionieren so, dass sie die (warme) Luft aus den Räumen absaugen und wieder zurückfließen lassen. Dabei gibt es jedoch kaum Schutz vor Bakterien und Pilzen, die in den Lüftungskanälen ein Zuhause finden können. Außerdem wird oft noch Luft von außen angesaugt, sodass dann zusätzlich - oft aufgrund unzureichender Filteranlagen - Bakterien und Pollen im ganzen Haus verteilt werden. Ich werde hierauf gesondert im Zusammenhang mit dem Absetzen von Cortison eingehen, möchte aber meinen Lesern schon jetzt empfehlen, Räume mit solchen Anlagen zu meiden, bzw. die Anlagen in den eigenen vier Wänden abzustellen und regelmäßig zu lüften. Die Schleimhäute des Asthmatikers sind besonders empfindlich für die Besiedelung mit Keimen, sodass man sich nicht einem solchen Luftgemisch aussetzen sollte. Warum eine solche Anlage allergikerfreundlich sein sollte (z.B. werden so niederländische Hotels angepriesen, die eine solche Anlage besitzen) ist mir schleierhaft, denn das Gegenteil ist oft der Fall. Dies gilt übrigens auch für jene Leser, die sich aus beruflichen Gründen oft in Kaufhäusern oder Bürogebäuden aufhalten, die Luft aus Verkaufs- oder Büroräumen ansaugen, um diese anschließend wiederzuverteilen.

Sollten Sie sich - auch nach dem Heilprozess - für ein Fitness-Studio entscheiden - weil Sie z.B. in der Stadt leben und keine Felder zum Joggen zur Verfügung haben, so achten Sie unbedingt darauf, ob die Frischluftzufuhr gesichert ist. Dies ist insbesondere dann wichtig, wenn das Studio im Keller über Saunaanlagen verfügt. In Saunen können besondere Keime siedeln, die dann empfindlichen Schleimhäuten, in der Regel über den Umweg „Umluftanlage", zusetzen können. Oft hilft dann nur noch die Einnahme von Antibiotika.

Die Sanierung des Schlafplatzes, die Verwendung des richtigen Waschmittels und der Verzicht auf Haarspray und Haarschaum sind wichtige Maßnahmen im Prozess der Heilung. Ich selbst konnte durch diese Maßnahmen meinen Heilprozess immer wieder vorantreiben. Von entscheidender Bedeutung ist es, die Zeiträume zwischen den Rückfällen des Allergikers immer längerfristiger zu gestalten, um schließlich dem Körper Gelegenheit zu geben, von selbst wieder in die Balance zu geraten. Die Giftstoffe in unserem Haushalt sind dabei jene, die wir noch am besten kontrollieren und reduzieren können. Viel schwieriger ist es da bei den Giftstoffen in unserer Nahrung, derer wir uns meist gar nicht bewusst sind.

4. Die Nahrung sei Deine Medizin!

Einen Monat war ich nun „asthmasprayfrei". Es war unglaublich. Ich hatte seit meinem 16. Lebensjahr nicht ohne meine Asthmasprays durchschlafen können und konnte nun plötzlich aufgrund einer geringfügigen aber konsequenten Speiseplanänderung sowie der täglichen Einnahme eines homöopathischen Komplexmittels ohne mein Asthmaspray auskommen. Natürlich sollte ich anfänglich auch einmal einen Rückfall erleiden. Aber schon bald konnte ich auf das Asthmaspray ganz verzichten.

Mir war jedoch klar geworden, wie viel die Ernährung mit meiner Gesundheit zu tun hatte. Und ich hatte langsam wieder ein Gefühl dafür erlangt, was mein Körper zu sich nehmen wollte. So gab es nun allabendlich eine Salatgurke, die ich früher nicht einmal im Traum hätte verzehren wollen. Mein Tagestee war der Pfefferminztee geworden und ich verstand, dass das Prinzip „nicht weglassen, sondern ersetzen" gerade bei Suchtmitteln wie Kaffee oder Süßigkeiten die richtige Vorgehensweise war: Ich reduzierte meinen Zuckerkonsum durch den Verzehr von Obst und probierte eifrig aus, welche Obstarten denn nun für mich geeignet waren. Nicht alle konnte ich zu diesem Zeitpunkt vertragen, aber der Tausch: Zucker gegen Obst, Kaffee gegen Pfefferminztee und Alkohol gegen Wasser und Fruchtsaft veränderte meinen Speiseplan zusehends.

Ich wollte gesund werden und war weiterhin bereit

alles zu tun, um mein Ziel zu erreichen. Bereits zu dieser Zeit war mir etwas über den Charakter von Allergien, von Asthma bronchiale, ja von vielleicht allen chronischen Krankheiten bewusst geworden:

Allergien bzw. chronische Krankheiten wollen unterhalten werden.

Dies hört sich etwas merkwürdig an, aber ich bitte den Leser mir einmal in diesem Gedankengang zu folgen, denn er offenbart, wie wichtig die Suche nach neuen, nach weiteren Heilmethoden ist, um sich vom Asthma bronchiale zu befreien. Die Unterhaltung der Allergie im Heilprozess bedeutet nämlich nichts anderes, als dass es zu immer neuen „Umstimmungen" des Körpers kommen muss, die dann eine wirkliche Heilung ermöglichen. Genau wie Allergien im Körper entstehen, indem Reizstoffe und Giftstoffe ständig und in unterschiedlicher Art und Weise auf ihn einwirken, genauso schrittweise bauen sich die Allergien auch wieder ab. Aber: Es gibt einen allergieanfälligen Körper und einen, der es nicht mehr ist, obwohl er noch allergisch reagiert.

Die Umstimmung des Körpers, nicht mehr allergieanfällig zu sein, z.B. durch die oben bereits dargestellten Schritte des Einsatzes von Orangen, Vitamin B12 und das Weglassen von Drogen wie Alkohol und Koffein bzw. Teein hatte dazu geführt, dass mein Körper keine neuen Allergien aufbaute. Doch der Abbau der Allergien musste begleitet sein durch immer neue Maßnahmen der Umstimmung.

In der Heilpraktik bezeichnet man z.B. die Eigenbluttherapie als Maßnahme zur Umstimmung. Bei dieser Therapie wird dem Patienten in regelmäßigen Abständen (ca. 1 x pro Woche) eine Injektion des eigenen Blutes zugeführt, wodurch der Körper auf das Blut reagiert und so gegen sich selbst „geimpft" und umgestimmt wird. Im zweiten Teil dieses Buches werde ich noch ausführlicher auf die Eigenbluttherapie eingehen.

Der Körper des Allergikers ist sehr sensibel und bedarf einer ganzen Reihe von Umstimmungen. Ein überzeugter Kaffeetrinker wird durch den Verzicht auf Kaffee und den Genuss von Pfefferminztee dem Körper nicht nur dazu verhelfen, dass er sich wieder auf seine eigentlichen Probleme konzentrieren kann, die sonst durch den Reiz, den der Kaffee auslöst, übertüncht werden. Der Körper wird auch merken, dass neue Zeiten angebrochen sind. Auch deshalb ist es für den Asthmatiker so unendlich wichtig, so manche lieb gewonnene Gewohnheit zu verwerfen, auch wenn es noch so schwierig erscheint.

Gesundheit bedarf einer Entscheidung des Kranken, gesund sein zu wollen und dafür bereit zu sein, Ungesundes gegen Gesundes zu tauschen, wann immer das notwendig ist. Es sind die Erfolge, die einem solchen Vorgehen Recht geben, vor allem, wenn es maßvoll und schrittweise erfolgt.

Ich war noch lange nicht am Ziel, aber ich konnte auf meine Asthmasprays weitgehend verzichten. Dennoch brauchte ich neue alternative „Maßnahmen", die die

Umstimmung meines Körpers vorantrieben und mir im Falle eines Falles, in dem das Vitamin B12 und eine Orange nicht wirkten, alternative, wirksame Maßnahmen zu treffen halfen. Außerdem wollte ich das erreichte „Plateau" meines Gesundheitszustandes in Hinsicht auf meine Atemprobleme ausbauen, um sicher gehen zu können, dass die Besserung unumkehrbar blieb.

Ich begann, mich weiter mit Fragen über Ernährung zu beschäftigen. Ein Besuch bei einem klassischen Homöopathen brachte mir zunächst keine weiteren Erfolge. Die Mittel, die er mir gab, überreizten meinen Körper. Man muss dazu wissen, dass homöopathische Mittel in der Regel dem Körper ein Signal geben und seine eigenen Heilkräfte zu lenken wissen. Ist der Körper jedoch schon ohnehin überreizt, ist es schwierig, die richtigen Mittel zu finden. Außerdem hatte ich mein Komplexmittel, das ich nach kurzem Aussetzen wieder einnahm, und das ich ab April auch nur noch einmal in der Woche benötigte. Es wirkte hervorragend.

Der Homöopath hatte mir jedoch auch von einer Blutgruppendiät berichtet. Und obwohl ich der Idee, dass jede Blutgruppe unterschiedliche Essgewohnheiten haben sollte, um den Körper optimal mit Nährstoffen versorgen zu können, eher skeptisch gegenüber stand, entschloss ich mich, der Sache einmal nachzugehen. Schließlich war für mich nicht die Plausibilität einer solchen Idee (oder die schulmedizinische Beweisbarkeit) relevant, sondern nur ihre Auswirkungen auf meinen Gesundheitszustand und somit der unmittelbare Nutzen für mich.

Mit großem Interesse besorgte ich mir das Taschenbuch „Die 4 Blutgruppen - vier Strategien für ein gesundes Leben", das in der Serie Piper veröffentlicht worden ist. Mit einiger Neugier begann ich das Buch zu lesen. Direkt auf den ersten Seiten musste ich schmunzeln. Dort stellten die Autoren des Buches die Verhaltensweisen von Menschen der Blutgruppe A und der Blutgruppe O gegenüber:

„[Es](...) fiel auf, dass Patienten mit der Blutgruppe A eine eiweißreiche Kost, die reichlich Fleisch enthielt, schlecht bekam, es ihnen jedoch bei einer Diät, die pflanzliches Eiweiß wie Soja und Torfu enthielt, sehr gut ging. Bei diesen Personen führten Milchprodukte in der Regel zu reichlichen Schleimhautabsonderungen in den Nebenhöhlen und Atemwegen. Empfahl man ihnen, sich mehr körperlich zu betätigen, waren sie meist erschöpft und unwohl; wenn sie leichtere Formen der körperlichen Betätigung wählten, beispielsweise Yoga, so fühlten sie sich frisch und energiegeladen. Andererseits ging es Patienten mit der Blutgruppe 0, die eine Kost mit viel tierischem Eiweiß zu sich nahmen, sehr gut; sie fühlten sich durch körperliche Betätigung wie Jogging und Aerobic gestärkt."[5]

Wie es der Zufall wollte, hat meine damalige Lebenspartnerin die Blutgruppe A, wohingegen ich die - verbreitete - Blutgruppe O besitze. Nachdem ich die oben zitierten Zeilen gelesen hatte, konnte ich mir ein

---

[5] D'Adamo, P. und Whitney, C.; 4 Blutgruppen, Piper: München 1997, S. 13

Schmunzeln nicht verkneifen. Meine Begleiterin und ich hatten uns bereits darauf eingestellt, immer zweimal zu kochen - so groß waren die Unterschiede unserer Vorlieben bei den Mahlzeiten. Während sie gerne Milch, Käse und Gemüse, selten auch Geflügel zu sich nahm, bin ich ein reiner „Fleischfresser", der sich seit kurzem außerdem an Banane, Orange und Salatgurke gewöhnt hatte. Den einzigen gemeinsamen Nenner haben wir bei Nudeln erreicht, zumal ich Reis ablehne. Die zweite Übereinstimmung betrifft unsere Freizeitaktivitäten. Da ich nämlich seit Sommer 2000 in zunehmendem Maße unter Herzrhythmusstörungen gelitten hatte, hatte ich vermehrt Sport gemacht, da ich zunächst dachte, es handele sich bei diesen Störungen (Fachmännisch *Paroxysmales Vorhofflimmern* genannt) um Stress-Erscheinungen. Ich fing also an, vermehrt zu joggen und versuchte meine Bekannte zu überreden, mich zu begleiten. Obwohl sie meiner Einschätzung nach sportlich war und gerne tanzt und Rad fährt, war ihr der Dauerlauf immer ein Gräuel und auch hier bestätigte sich eine weitere Idee der Charakterisierung der Blutgruppentypen.

Ich war nun zugegebener Maßen etwas verunsichert. Was würde passieren, wenn sich zeigen würde, dass die wenigen Sachen, die ich essen konnte, nun konträr zur Blutgruppendiät sein würden? Doch ich sollte überrascht werden. Meine bisherigen Ernährungsgewohnheiten verglichen mit der Blutgruppendiät sollten mir nun offenbaren, dass viele der Dinge, auf die ich allergisch reagierte, gemäß dieser Diät nicht für mich geeignet waren (was nicht heißen soll, dass deshalb eine allergische Reaktion „normal" sei). Dennoch fand ich Gefallen an der Erklärung, dass der Blutgruppe 0-Typ dem des „Jägers" entspricht, der in der Tat ein Fleischesser ist.

Als leidenschaftlicher Wild- und Rumpsteak-Fan erfreute es mich zu lesen, dass genau diese Mahlzeiten als sehr bekömmlich für mich gelten mussten. Nur Schweinefleisch war gänzlich zu vermeiden. Gerade hatte ich mir also wegen der BSE-Krise angewöhnt, bei schnellen Mahlzeiten auf die Hand Schwein dem Rind vorzuziehen und dies schien nun ein Fehler zu sein.

Außerdem bemerkte ich keine allergischen Reaktionen nach dem Genuss von Schweinefleisch und lernte erst langsam, dass allergische Reaktionen auch erst nach bis zu 72 Stunden eintreten können und dass es unterschwellige Allergien gibt, auf denen alle anderen Allergien aufbauen.

Ich entschied mich, meinen Schweinefleischkonsum einzuschränken und stoppte jeden Genuss von Milchprodukten. Ich entschied mich jedoch, die Blutgruppendiät nicht ausschließlich zu befolgen, zumal ich auch auf einige Dinge, die für meinen Typus als sehr geeignet gelten, allergisch reagierte. Dass Orangen für die Blutgruppe 0 nicht geeignet sein sollen, kann ich bis heute nicht nachvollziehen, da ich Orangen regelmäßig und in großer Menge zu mir nehme und ohne sie ein wichtiger Bestandteil meiner neuen Lebensgewohnheiten fehlen würde.

Also entschloss ich mich - wie ich es meinem geschätzten Leser auch empfehlen würde - die Bausteine der Blutgruppen-Diät zu verwenden, die mir plausibel schienen und die nicht im Widerspruch zu einigen meiner bisherigen Heilerfahrungen standen.

Obwohl ich mich entschloss, mich nicht komplett an die Blutgruppendiät zu halten, war ich fasziniert von diesem Ansatz. Ich konnte nun viel mehr Verständnis für die unterschiedlichen Ernährungsgewohnheiten, die meine damalige Begleiterin und ich hatten, aufbringen. Als leidenschaftlicher Hobbykoch war es mir in der Vergangenheit schwer gefallen, nachzuvollziehen, warum Wild und Rind bei ihr auf Ablehnung stießen, obwohl sie Pute, Gans und Huhn sehr gerne aß.

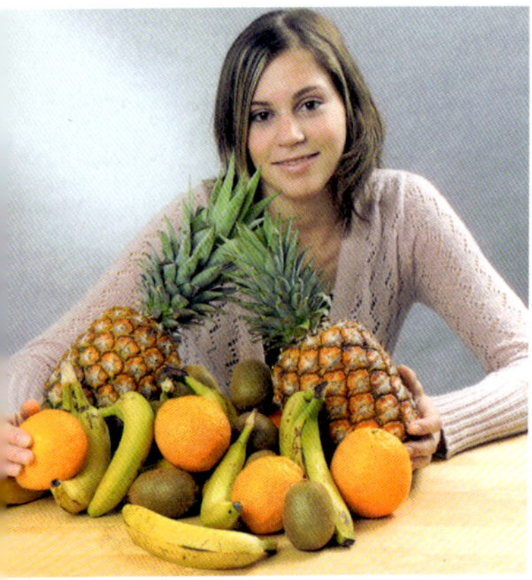

Alles, was der Körper als gesund empfindet, wird zur Medizin

Ich begann also, Schwein und Milch aus meinem Speiseplan zu nehmen und nun doch wieder - trotz BSE - vermehrt Rindfleisch zu essen. Ich ging dafür in einen Öko-Laden am Ort und bezog per Bestellung diverse Rindfleischprodukte. Dies war und ist ein teures Unterfangen, aber ich wollte sichergehen, meinem Körper die bestmögliche Ernährung zukommen zu lassen. Ich kochte auch weiterhin für meine Freundin Gemüse, während ich verstärkt zu Salaten und Obst griff. Neben den Orangen esse ich mittlerweile auch sehr gerne und regelmäßig Ananas. Erst nachdem ich damit angefangen hatte, konnte ich mir erklären, warum diese Frucht so günstig für chronisch Erkrankte ist. Aber davon später.

Auf Käse und Milch verzichtete ich nun ganz. Ich hatte vorher regelmäßig Joghurt, Pizza und Puddings zu mir genommen - alles Speisen, die nun radikal aus dem Speiseplan gestrichen wurden. Dies fiel mir zunächst recht schwer. Doch bereits nach 2 Wochen probierte ich erneut, einen Joghurt zu essen und bekam Atemprobleme. Zum ersten Mal reagierte ich auf einen Yoghurt. Mein Körper war plötzlich in der Lage, selbst zu wählen, was er essen wollte. Und so konnte er mir jetzt die richtigen Signale senden, was gut und was nicht gut für ihn war. So fing ich an, verstärkt auf meine Gelüste zu hören. Ich stellte fest, dass die Lust auf süße Früchte sich nicht durch Süßigkeiten stillen ließ, und dass ich das Verlangen nach einer Salatgurke nicht mit einer Brotmahlzeit ersetzen konnte. Plötzlich musste ich nicht mehr Diät halten, mein Körper signalisierte mir instinktiv, was er essen wollte und was nicht. Ich war jedoch mittlerweile völlig auf Öko-Kost umgestiegen, da ich die Fähigkeit, auf meinen Körper hören zu können nun nicht mehr verlieren wollte.

Ich mied vor allem Fertigsuppen und anderes Essen, in denen viel Glutamat oder andere Geschmacksverstärker enthalten sind, denn ich befürchtete, dass diese Zusatzstoffe das Gleichgewicht meines Körpers durcheinander bringen könnten. Ich las einige Bücher über die zahlreichen Farbstoffe, Trägerstoffe, Aromastoffe und Konservierungsstoffe, die unserer Nahrung zugesetzt werden. Bei Udo Pollmer, einem Autor, der sich unter anderem mit Nahrungszusatzstoffen beschäftigt, fand ich dann heraus, dass der morgendliche Aufschnitt vom Metzger zahlreiche Zusätze wie z.B. auch Maisstärke enthält.

Ich musste mich also von meiner Salami trennen und aß von nun an zu meiner Orange und meiner Banane ein Croissant mit Butter. Zu diesem Zeitpunkt hatte ich herausgefunden, dass mir Butter im Gegensatz zu Pflanzenmargarine gut bekommt. Dass in Salami und anderer Aufschnittwurst Mais enthalten war, schockierte mich. Ich hatte immer gerne Aufschnitt gegessen und meine Atemprobleme nie auf die Salami zurückgeführt. Später sollte ich lernen, wie schlecht auch die Konservierungsmittel, vor allem die so genannte Ascorbinsäure, ist. Sie ist besonders in den Lebensmitteln enthalten, die in Dosen abgefüllt sind, aber manchmal auch frisch verkaufter Ware beigesetzt. Jedoch handelt es sich hierbei nicht um die chemische Form des Vitamin C, die ebenfalls Ascorbinsäure genannt wird, sondern lediglich um eine chemisch ähnliche Formel, die aber die Aufnahme von Vitamin C im Darm behindert. Ich wusste zu diesem Zeitpunkt noch nichts über die stark entzündungsheilenden Kräfte des Vitamin C und über den Schwindel, der mit dem Konservierungsmittel „Ascorbinsäure" betrieben wird.

Mir wurde jedoch klar, dass sich Mais in vielen Lebensmitteln, Tabletten und selbst in Süßspeisen und Puddings befindet, sodass ich vorsichtig sein musste. Hinter dem Hinweis „pflanzliches Öl", Glukosesirup oder pflanzliche Fette können sich oft Maisprodukte verbergen, die meinen Gesundheitszustand nur unnötig verschlechtern. Ich blieb also bei meinem Einkauf im Ökoladen, musste aber auch hier auf die Aufschnittwurst verzichten. Eine Zeitungsmeldung bestätigte mich bald in meinen

Maßnahmen zur Vermeidung von Mais: man hatte nämlich festgestellt, dass genetisch veränderter Mais, der als Viehfutter hergestellt und verwertet wurde, ein sehr hohes allergisches Potential hat, d.h. bei vielen Menschen zu Allergien führen kann. Gene dieses Maises, der in Kalifornien hergestellt wurde, hatte man bereits in mexikanischem Wildmais angetroffen, sodass man unweigerlich zu dem logischen Schluss kommen musste, dass genetisch veränderte Pflanzen die Art der natürlichen Pflanzen zu wachsen und zu gedeihen beeinflussen. Auf gut deutsch war also auch der deutsche Mais vor der zusätzlichen allergisierenden Wirkung nicht mehr gefeit. Zum ersten Mal begann ich, auch über die Rechtmäßigkeit der genetischen Veränderung von Pflanzen nachzudenken.

Durch das nun bewusste Auslassen auch des versteckten Maises und der Zusatzstoffe (auch oft mit E und einer Ziffer auf den Lebensmitteln gekennzeichnet), Glutamat und Ascorbinsäure verbesserte sich mein Gesundheitszustand soweit, dass ich ab Mai 2001 kein Asthmaspray mehr benötigte. Die einzige Medikation war nun mein Cortison-Inhalat und die einmal wöchentliche Einnahme des Homöopathikums Asthma Gastreu®.

Ich hatte darüber hinaus weiter gelesen und studiert und war zu der Erkenntnis gelangt, dass meine Allergien insgesamt auf vier Grundallergenen basierten, die mir selbst früher jedoch keine Probleme gemacht hatten, die mir aber jetzt, nachdem ich mich gesund ernährte, deutliche Signale in Form von Atembeschwerden sendeten.

Es handelt sich dabei um vier Bestandteile, die ich aus meinem Nahrungsplan auch heute noch weitestgehend gestrichen habe:

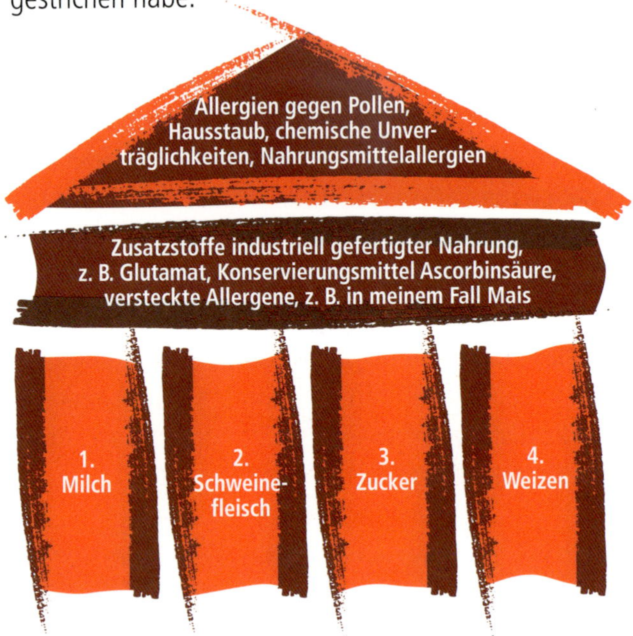
Allergien gegen Pollen,
Hausstaub, chemische Unverträglichkeiten, Nahrungsmittelallergien
Zusatzstoffe industriell gefertigter Nahrung,
z. B. Glutamat, Konservierungsmittel Ascorbinsäure,
versteckte Allergene, z. B. in meinem Fall Mais
1. Milch
2. Schweinefleisch
3. Zucker
4. Weizen

Abbildung 2:
Allergien und ihre Grundsäulen nach Marcus Joachim Leyrer

Wie aus der oben gezeigten Abbildung deutlich wird, waren es die vier Nahrungsmittel Milch, Schweinefleisch, Weizen und Zucker, die auch allgemein von einigen Heilpraktikern und Autoren als die Allergieauslöser schlechthin verstanden werden. Das Tückische ist nur, dass der Patient erst weiß, dass er seine Allergien diesem Quartett zu verdanken hat, wenn er sie eine Zeit lang aus seinem Körper verbannt, indem er seinen Speiseplan ändert.

1. Die Milch

Ich halte die Milch für den problematischsten Ernährungsbaustein. Sie stellt auch deshalb die erste Säule des Allergietempels dar. Milch kann schon bei Kindern den so genannten „Milchschorf" auslösen. Viele Allergiker litten als Kinder unter Milchschorf und sollten dies als Indiz nehmen, Milch dauerhaft und in jedweder Form (Joghurt, Pudding, Quark, Frischkäse, Milch, Kakao, Milcheis, etc...) zu meiden. Oft ist Allergikern nicht bewusst, dass sie gegen Milch allergisch sind. Dennoch ist die Milch meiner Ansicht nach die Nummer eins der Allergie-auslösenden Substanzen.

2. Schweinefleisch

Schweinfleisch, ob in Schnitzelform, als Wurstkonserve oder in einem Burger ist für Allergiker ebenfalls einer jener Grundstoffe, die andere Allergien auslösen können. Es ist nicht ganz so aggressiv wie die Milch, sollte aber unbedingt gemieden werden. Gerade in Zeiten nach der BSE-Krise fällt dies natürlich dem einen oder anderen schwer, gilt Schweinefleisch doch eigentlich als sichere Alternative zu Rindfleisch. Die gewünschte Erlösung von den zahlreichen Allergien zwang mich jedoch zum totalen Verzicht auf Schweinefleisch.

3. Zucker

Den Zucker zu ersetzen fiel mir persönlich am leichtesten, da ich gerne auf die zahlreichen honiggesüßten Riegel aus dem Öko-Laden zurückgriff. Außerdem konnte die fruchteigene Süße von reifem Obst das Bedürfnis nach Zucker stillen. Zuckerhaltige Getränke wie Cola und

Limonade sind zu meiden. Einmal wegen ihres Zuckergehaltes, dann aber auch wegen ihrer Farbstoffe und wegen des Koffeins der Cola. Der gelbe Farbstoff der Limonade ist besonders schädlich. Ich habe Limonade über viele Jahre leidenschaftlich gerne getrunken und war mir nicht bewusst darüber, wie wenig ich sie eigentlich vertrage. Heute bin ich ein ausgesprochener Wasserfan und ich empfehle Fruchtsäfte bzw. Wasser ohne Kohlensäure zum Stillen des Durstes.

4. Weizen

Weizen ist ebenfalls eine der Allergiesäulen, auf der die übrigen sonstigen Allergien wie Pollen und Hausstaub basieren. Er ist meiner Ansicht jedoch nicht so radikal in seiner Auswirkung. Individuell sollten sich meine Leserinnen und Leser mit ihrem jeweiligen Köper beschäftigen und selbst herausfinden, wann der richtige Zeitpunkt ist, wieder Weizen zu sich zu nehmen und in welchem Umfang dies geschehen sollte. Gewarnt sei vor vielen Fertigbroten oder aber auch Bäckerbroten, die nicht nur Weizen, sondern auch Soja und Malz enthalten. Die beiden letzten Zusatzstoffe haben ebenfalls ein nicht unbeträchtliches Allergiepotential. Wenn Weizen verzehrt wird, so sollte es meiner Ansicht nach mit „entsprechenden Pausen", d.h. nicht täglich, geschehen.

An einem Tag Ende April war ich sehr zufrieden mit dem Zustand meiner Allergien. Ich schlief durch und hatte vollbracht, was ich niemals für möglich gehalten hatte: Ich hatte die Inhalation meines Asthmasprays auf 1 x monatlich reduzieren können. Ich richtete mich bei meiner Ernährung an die oben aufgeführte Tempelkonstruktion, und fühlte mich atemtechnisch gesehen prima. Wenn ich Weizen zu mir nahm, achtete ich immer darauf, dass ich z.B. ein morgendliches Croissant nicht täglich zu mir nahm, sondern nur jeden zweiten Tag. Und dies hatte seinen guten Grund. An einem Tag Ende April bekam ich Appetit auf Fisch. Eigentlich reagierte ich immer allergisch auf Fisch, doch nun hatte ich Hunger und besorgte mir ein Alaska-Seelachsfilet, das ich gegrillt zu mir nahm. Es schmeckte hervorragend und es bekam mir gut. Am nächsten Tag aß ich wieder von den Resten des Filets und bekam einen Hustenanfall. Ich war erstaunt. Ich wusste, dass es drei unterschiedliche Arten von allergischer Reaktion gab, von denen der letzte erst bis zu 72 Stunden später allergische Beschwerden aufwies. Dieser Typus war besonders tückisch, denn er ließ sich nicht leicht zurückverfolgen auf das eigentlich auslösende Allergen.

Aber wieso reagierte ich am zweiten Tag auf den Fisch allergisch, obwohl ich ihn am Tage zuvor vertrug? Es musste mit der wiederholten Einnahme der Mahlzeit zu tun gehabt haben. Von diesem Tag an achtete ich darauf, dass ich, wenn es sich um Nahrungsmittel handelte, auf die ich empfindlich reagiere, mindestens zwei Tage pausierte, bevor ich sie erneut zu mir nahm. Fisch aß ich nur einmal in der Woche und auch nur, wenn dies mein Körper verlangte. Gleiches probierte ich nach kurzer Zeit mit Karotten und Sellerie aus -

zwei Gemüsesorten, auf die ich früher allergisch reagiert hatte. Ich vertrug sie in Maßen gegessen prima. Die Nahrungsumstellung ermöglichte es mir bereits zu diesem Zeitpunkt wieder Dinge essen zu können, die ich früher von meinem Speiseplan aufgrund meiner allergischen Reaktionen hatte streichen müssen.

Es passierte jedoch etwas Seltsames, das nicht so recht in das Bild passen wollte. Ich bekam nämlich juckenden Ausschlag an Armen und Beinen, den ich vor langer Zeit einmal hatte und der nun wiederkehrte. Als ich eines Tages einmal einer Mousse-au-chocolat nicht widerstehen konnte, also Milch und Zucker zu mir nahm, blühte der Ausschlag richtig auf.

5. Vom Kreislauf der allergischen Krankheiten:
Neurodermitis, Asthma und Heuschnupfen im Wechselspiel

Ich war verwirrt. Wieso kam der Ausschlag ausgerechnet jetzt wieder, wo es mir atemtechnisch doch um so vieles besser ging als früher? Und wieso wurde der Ausschlag nach dem Genuss von Milchprodukten stärker, obwohl ich vor meiner Nahrungsumstellung auf einige Milchprodukte mit Atemnot, nicht aber mit Hautekzemen reagierte? Ich wurde nachdenklich.

Zunächst aber mussten die juckenden Stellen behandelt werden. Ich wusste damals Anfang Mai 2001 nicht, dass ich von dem Juckreiz nur wenige Wochen betroffen sein würde. Ich besorgte mir Nachtkerzenöl aus der Apotheke und schmierte mir damit Arme und Beine ein. Dies befreite mich ein wenig von meinem Juckreiz, doch die Ekzeme blieben vorerst.

Nach der Lektüre einiger Bücher und der genauen Beobachtung meines Körpers wurde mir nach einiger Zeit bewusst, dass die von Allergien befallenen Organe wechseln können. In der Regel beginnt die Allergie im Kindesalter mit der andauernden Einnahme von Milch und Milchprodukten sowie Zucker und vor allem Limonade bei gleichzeitig mangelndem Verzehr von Früchten. Das zunächst befallene Organ ist die Haut. Oft wandert die Allergie dann - nach einer Verschlimmerung und Vervielfältigung der Allergien - zunächst auf die Schleimhäute, z.B. Augen, schließlich in die Nasennebenhöhlen und dann auf die Bronchien. Hier entsteht ein Reizhusten ähnlich eines Raucherhustens, der schließlich zu einem Asthma bronchiale führt, auf das allergische Reaktionen auf die unterschiedlichsten Lebensmittel folgen. Eine allergische Reaktion kann also an den unterschiedlichsten Organen festmachen. Ist das Organ Haut betroffen, so ist Heilung einfacher und der Krankheitsprozess noch nicht so weit fortgeschritten. Je stärker aber die allergische Erkrankung fortschreitet, umso eher werden auch andere Organsysteme betroffen. Wie aus der Abbildung deutlich wird, ist also von einer sich entwickelnden Verschlimmerung der allergischen Erkrankung auszugehen. Diesen Verlauf hat auch die Schulmedizin erkannt, aber den falschen Schluss daraus gezogen, nämlich dass die Therapie nur die Linderung der Problematik durch Medikamente beinhalten müsse bzw. maximal die Vermeidung der Allergene zum Ziel haben kann.

Dass der Prozess der allergischen Erkrankung einfach umgedreht werden kann, und zwar durch eine Reihe von Maßnahmen, die mit der Einnahme von Medikamenten im herkömmlichen Sinn nichts zu tun hat, fällt vielen Ärzten schwer zu akzeptieren. Erstens verdienen Allergologen vor allem an der Ausstellung von Rezepten und an Allergietestungen, wobei ich hier sicherlich nicht allen Allergologen unterstellen möchte, dass sie sich ihre Kranken halten, um ihre Praxis zu finanzieren. Das wäre sicherlich unrecht.

Was uns hier interessieren soll ist die Frage, warum ich also nach einer Verbesserung meiner Atemsituation

Abbildung 3:
Verlauf der allergischen Erkrankung

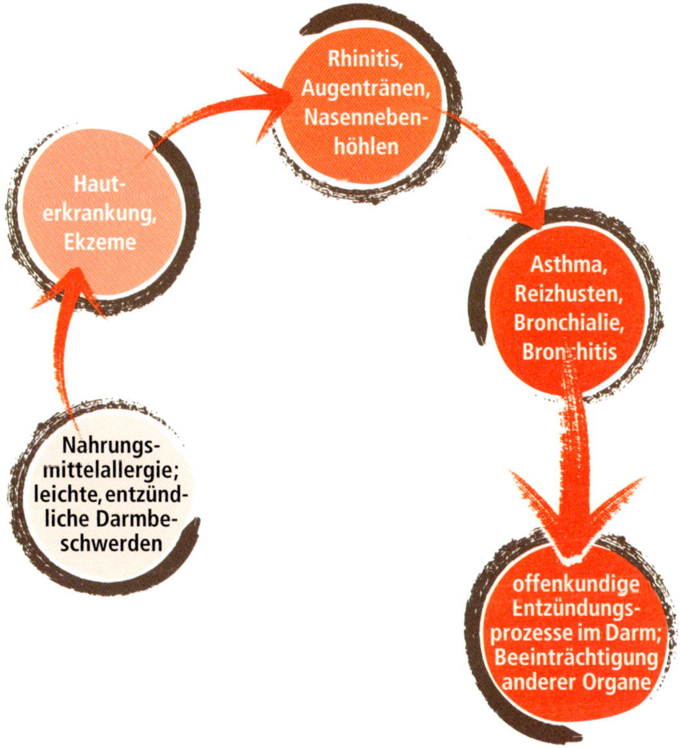

plötzlich im Mai 2001 an Hautekzemen litt, die ich lange Zeit nicht mehr gekannt hatte. Doch bevor ich eine eingehende Antwort auf diese Frage gebe, möchte ich noch die Rolle der Nahrungsmittelallergien und das Entstehen der Allergien überhaupt untersuchen.

Allergien sind Entzündungen, die durch Kontakt, also durch Verzehr, Einatmen oder Berührung mit Allergenen entstehen. Allergene sind dabei in der Regel Proteine, d.h. Eiweiße, mit denen der Körper nicht fertig wird bzw. „zur Zeit" nicht fertig werden kann, da sein System überlastet ist. Dies kann schon bei Neugeborenen eintreten, nämlich dann, wenn die Eltern selbst mit Reizstoffen überlastet sind und ihr System aus der Balance geraten ist. Diese fehlende Balance drückt sich in fehlenden Nährstoffen aus, sodass das Kind durch die Muttermilch keine optimale Versorgung mit zum Beispiel der Gruppe von Vitaminen erhält, denen antientzündliche Wirkungen nachgesagt werden, also vor allen den Antioxidanzien.

Wenn von Allergien gesprochen wird, werden oft zwei unterschiedliche körperliche Prozesse betrachtet. Zunächst die entzündliche, allergische Reaktion, die meines Erachtens mit der Unfähigkeit des Körpers, Proteine aufzuspalten, in Zusammenhang steht. Des Weiteren spielen Unverträglichkeitsreaktionen auf chemische Stoffe, Gase, Düfte, aber auch Elektrosmog und Strahlung (z.B. auch Handys) eine Rolle. Die Unverträglichkeitsreaktionen sind jedoch in der Regel eine Folge des allergischen Prozesses, sodass die Stabilisierung des Körpers nicht nur die Allergien reduziert, sondern auch die Unverträglichkeiten merklich vermindert.

In **Teil 2** werde ich diese Zusammenhänge noch einmal detailliert schildern, da ich sie für die Absetzung des Cortisons als eine der grundlegenden Voraussetzungen ansehe. So war ich z.B. in der Lage, meine Darmflora so herzurichten, dass Nahrung, auf die ich früher allergisch reagierte, heute wieder auf meinem Speiseplan steht.

Hier sei nun schon einmal erwähnt, dass ich Nahrungsmittelallergien als Folge einer generellen Unfähigkeit der Darmflora und des Verdauungstraktes ansehe, Nahrungsmittel bzw. deren Proteine in Aminosäuren aufzuspalten. Hieraus leiten sich später die Unverträglichkeiten gegenüber Pollen, Hausstaub und anderen Allergie-erzeugenden Materialien ab, da der Körper insgesamt anfällig auf Proteine zu reagieren beginnt. Entscheidend ist dabei, dass Nahrungsmittel, deren Proteine im Darm durch Enzyme nicht ausreichend aufgebrochen werden können, aufgrund ihrer Größe Entzündungen hervorrufen. Was also als ein Enzymdefekt bezeichnet werden kann, führt zu Allergie-auslösenden Reaktionen, die sich der Körper merkt. Er wird auf das jeweilige Nahrungsmittel, das er einmal als Allergie-auslösend erkannt hat, wieder erneut mit einer Entzündung reagieren.

Für diese Theorie spricht, dass der Körper auf ähnlich strukturierte Proteine auch ähnlich reagiert, sodass ein Haselnusspollenallergiker z.B. auch auf Bananen allergisch reagieren kann. Ist die Pollenzeit vorüber, kann sich dies schlagartig ändern.

Abbildung 4:
Prozess der Gesundung bei einer gesundheitlichen Verbesserung des Allergikers

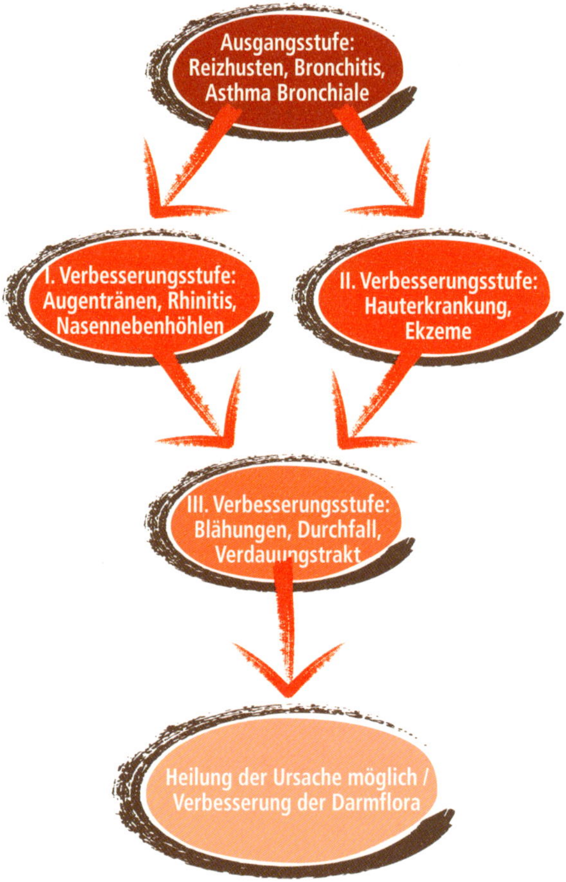
Ausgangsstufe:
Reizhusten, Bronchitis,
Asthma Bronchiale
I. Verbesserungsstufe:
Augentränen, Rhinitis,
Nasennebenhöhlen
II. Verbesserungsstufe:
Hauterkrankung,
Ekzeme
III. Verbesserungsstufe:
Blähungen, Durchfall,
Verdauungstrakt
Heilung der Ursache möglich /
Verbesserung der Darmflora

Entscheidend ist jedoch meiner Ansicht nach, dass alle Allergien ihre Ursache im Enzymhaushalt, d.h. vor allem im Darm haben. Ein gesunder Darm wird nicht zu Allergien führen oder besser gesagt, der Darm ist der Ursprung aller Allergien.

Wir sollten dazu die Abbildung 4 betrachten, um uns diese Systematik der Gesundung einmal bewusst zu machen.

Wenn also eine Besserung des Gesundheitszustandes des Asthmatikers sozusagen rückwärts zum Erkrankungsverlauf entsteht, musste dies bedeuten, dass meine Erkrankung der Haut nun ein Erfolg meiner Bemühungen war, gesund zu werden. Zugegebenermaßen war ich nicht sehr erfreut über die juckenden Stellen meiner Haut und meine verstopfte Nase ärgerte mich zunehmend. Ich konnte kaum noch schlafen, nahm nun Nasensprays - eine sehr ungesunde Lösung, da die Sprays sowohl zur Gewöhnung als auch zur Austrocknung der Nasenschleimhäute führten. Auch deshalb sollte zumindest bei Nasensprays immer auf den Vitamin B5-(Dexpanthenol-)Gehalt geachtet werden, da Vitamin B5 bekannter Maßen die Schleimhäute pflegt.

Ich war zunehmend unsicher geworden. Mir war noch nicht klar, dass Allergien auf einer Fehlfunktion des Darms beruhten und ich hatte auch keine Indizien dafür, dass das Verdauungssystem Schuld haben sollte an meinen Allergien.

Doch wie so oft führte mich ein Zufall auf die Spur. Im Mai war ich bei der Lektüre einiger Bücher auf das Buch von Norbert Treutwein über das Selbsthilfe-Programm bei Übersäuerung gestoßen. Da ich davon gehört hatte, dass viele chronische Erkrankungen wie Allergien, Rheuma, Arthritis und Magenerkrankungen mit einer

Übersäuerung des Körpers zusammenhingen, verschlang ich das kleine Büchlein.

Ich stellte fest, dass die Empfehlung des Autors, nämlich viermal so viele Basenspender wie Säurebinder zu essen, meinen derzeitigen Ernährungsgewohnheiten entsprach. Säureerzeugend waren vor allem Zucker, Kaffee und Alkohol, die ich sowieso nicht mehr zu mir nahm. Vollkornnudeln aß ich ohnehin, sodass ich zu jener Zeit nur Fleisch als säureüberschüssiges Nahrungsmittel aß.

Basenerzeugende - Basische Lebensmittel	Säureüberschüssige Lebensmittel	Zu meidende säureerzeugende Lebensmittel
• Kartoffeln • Gemüse • Obst • Stilles Mineralwasser • Petersilie, Schnittlauch, Dill, Paprika	• Fleisch • Geflügel • Wild	• Zucker • Eis • Kuchen • Weißmehlprodukte • Kaffee, Alkohol • Geschälte Getreideprodukte

Tabelle 1:
Basenlieferanten und Säurelieferanten nach Trautwein, eigene Ergänzung

Dennoch war ich überzeugt, dass das jahrelange ungesunde „Studentenleben", das mich in viele Länder Europas geführt hatte und mir nie wirklich Zeit gelassen hatte, einen vernünftigen Ernährungsstil zu führen, nicht spurlos an meinem Säurehaushalt vorüber gegangen war. Ein Urintest sollte mir Recht geben. Trotz einer mittlerweile vernünftigen Ernährung war ich heillos übersäuert.

Da Säuren sich vor allem im Bindegewebe einlagern, war ich mir bewusst darüber, dass nur eine konsequente Säuren-vermeidende Ernährung zusammen mit einer gezielten Entsäuerung durch Basen-erzeugende Mineralien meinen Haushalt wieder ins Lot bringen würde. Nach einiger Suche fand ich das Produkt Rebasit®, das in Deutschland in der Apotheke erhältlich ist. Es enthält keine Spuren von Mais, sodass ich mit der regelmäßigen Einnahme begann. Jetzt erinnerte ich mich auch, dass gewisse allergische Reaktionen zu einem sauren Magen führen können, weshalb mir mein damaliger Allergologe einmal Antacida verschrieben hatte, um das ungesunde Sodbrennen zu verhindern. Nach nur zwei Monaten Anwendung des Rebasit®, das aus harmlosen Mineralienensalzen besteht, war nicht nur mein Säure-Basen-Gleichgewicht laut Urintest wieder hergestellt - ich kannte nun auch kein Sodbrennen mehr. Rebasit® sollte nicht unmittelbar vor oder nach dem Essen eingenommen werden, um zu verhindern, dass der Verdauungsprozess behindert wird. Der Magen bedarf eines gewissen Säure-Milieus, um den Speisebrei zersetzen zu können.

In dieser Zeit entschloss ich mich, eine Darmreinigung vorzunehmen. Ich hatte gelesen, dass dies für Allergiker von Vorteil sein konnte, und ich wollte nun einige Tage fasten und gleichzeitig mit einem „Irrigator", also einer Art Klistier, meinen Darm spülen. Ich fand diesen Gedanken zunächst unangenehm. Insbesondere, als mir im Sanitätshaus das Plastikeimerchen mit einem Schlauch gezeigt wurde, war ich mir nicht ganz sicher, ob dieses Unterfangen eine solch gute Idee war. Ich kaufte ihn trotzdem und überwand meine Scham beim Einkauf - schließlich ging es um meine Gesundheit.

Zu Hause begann ich zu fasten. Dies war nicht sehr sinnvoll und ich halte auch heute das Fasten für körperlich geschwächte Personen entgegen weit verbreiteter Ansichten unter Heilpraktikern und Ärzten für nicht gut. Die sanften, maßvollen Methoden sollten gewählt werden und keine Rosskuren! Dies gilt übrigens auch bei der Art der körperlichen Betätigung, denn alles, was übertrieben wird, schadet. Getrieben von diesen platonischen Gedanken, nämlich, dass gut nur das ist, was maßvoll ist, beendete ich das Fasten nach nur einem Tag. Ich fühlte mich nicht wohl. Dennoch hatte ich die Darmspülung mit Hilfe des von mir erstandenen Irrigators ausprobiert. Zufälligerweise hatte ich gerade unter etwas Atemnot gelitten und wollte jedoch erst „mein Programm" durchziehen, bevor ich zu Vitamin B12 griff. Die Darmspülung mit Wasser befreite mich jdoch von

Der Irrigator der Fa. Büttner-Frank GmbH mit der PZN 3146684 ist über Apotheke oder Sanitätshaus beziehbar.

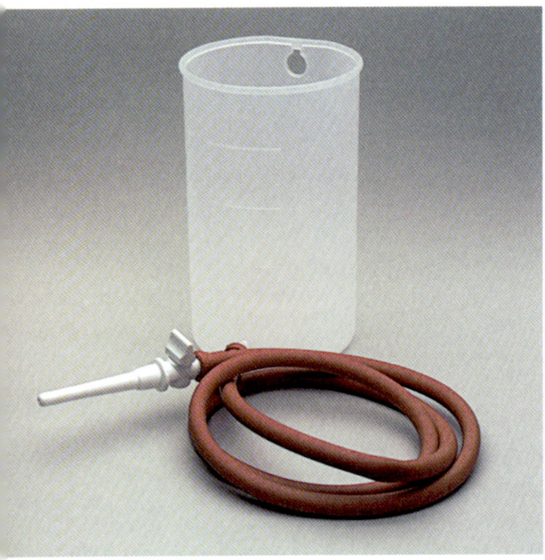

meiner Atemnot und ich hatte eine weitere Methode entdeckt, Atemprobleme zu coupieren, d.h. zu unterbrechen. Und hierdurch hatte ich auch den unwiderruflichen Zusammenhang zwischen der Tätigkeit des Darms und auftretenden Atemproblemen entdeckt: die Darmspülung hatte nämlich nicht nur meine Atemunpässlichkeiten infolge des Fastens, d.h. der fehlenden Nahrung unterbrochen, sondern gleichzeitig für eine freie Nase gesorgt.

Ich kannte nun also, im Mai 2001, nur dreieinhalb Monate nach meinem Entschluss, um jeden Preis gesund zu werden und nur zwei Monate nach dem Absetzen der täglichen Einnahme meines Asthmasprays vier Methoden, mich vor Atemproblemen/einem Asthmaanfall zu schützen.

Sicherlich, nicht jedem meiner Leser mag es auf Anhieb gelingen, leichte Atemprobleme oder Atemunpässlichkeiten auf diesem Wege beizulegen. Dann sollten Sie natürlich Ihre normale Asthmamedikation zu sich nehmen, denn unser Ziel ist ja die Herstellung Ihrer Gesundheit und keine gefährlichen Experimente. Außerdem geht die Welt nicht unter, wenn Sie noch eine Weile Ihre Medikation weiter nehmen müssen. Auch ich musste mich immer wieder daran erinnern, dass ich seit meinem 16. Lebensjahr - also über ein Jahrzehnt Asthmamedikamente verwendet hatte, sodass ich nun in einigen Wochen eine vollkommene Gesundung nicht erwarten konnte. Aber vielleicht gelingt es Ihnen, Ihre Probleme günstig zu beeinflussen, und dies wäre für den Anfang ja auch gar nicht schlecht. Aber noch einmal: Ich verteufele die Asthmasprays nicht, ich vertrete nur die Ansicht, dass das Ziel die Gesundung des Menschen und damit der Verzicht auf diese Medikamente sein sollte.

Sicherlich sollte eine Darmspülung auch nicht täglich vorgenommen werden, da dies über einen langen Zeitraum auch nicht förderlich für eine intakte Darmflora ist. Ich jedenfalls profitierte sehr von diesen vier Methoden zur Coupierung von Anfällen und Unpässlichkeiten. Gerade am Anfang des Gesundungsprozesses schien es mir wichtig, meinem Körper zu zeigen, dass er eben auch ohne die Asthmasprays zurechtkommen konnte und umso mehr freute ich mich natürlich, dass die nebenwirkungsfreien Methoden ein ums andere Mal anschlugen.

	Methode	**„Zubehör"**
Einlauf	Einlauf mit kühlem Wasser zur Darmreinigung	Irrigator aus dem Sanitätshaus/Apotheke
Nahrungsergänzungsmittel	Einnahme von Vitamin B12	z. B. Vitasprint® in Ampullenform zum Trinken
Nahrung	Verzehr einer Orange	Ungespritzte Orange aus dem Ökoladen
Homöopathika	Einnahme von 15 Tropfen in einem Wasserglas	Asthma Gastreu® von Reckeweg bzw. Nachfolgeprodukt Arsetabilis Gastreu® R43 oder Asthmavowen®-N von Weber & Weber

Tabelle 2:
Methoden, einen Asthmaanfall zu coupieren, bzw. leichte Atemprobleme zu unterbrechen

Meiner Haut ging es ebenfalls zunehmend besser. Ich mied nun Milchprodukte erst recht, da ich wusste, dass nur zwei bis vier Tage nach dem Verzehr eines Schokoladenpuddings ein unerträgliches Jucken beginnen würde, auf das ich nun wirklich keine Lust mehr hatte. Schritt für Schritt verschwanden die Ekzeme - zunächst am Ellenbogen und in der Armbeuge, dann an den Beinen. Es sollte jedoch noch bis August dauern, bis ich über keine Ekzeme mehr klagen musste.

Entscheidend für meinen Prozess der Gesundung von Atemproblemen und von der Abhängigkeit von Asthmasprays war jedoch die Erkenntnis, die ich schon Anfang des Jahres durch die Einnahme des Vitamin B12 gewonnen hatte. Es stimmte meiner Meinung nach also nicht, dass Vitamine immer und in jedem Fall in ausreichender Menge in der Nahrung vorhanden sind, wie es die Medizin und die Medien immer wieder kundtaten. Mich interessierten nur die Fakten, und ich stellte fest, dass ich mit Vitamin B12 meine Probleme beheben konnte. Vielleicht war es mir also auch möglich, meinen Gesamtzustand durch den Einsatz von Vitaminen so zu stabilisieren, dass es mir bald immer besser ging.

Ich begann also mit dem, was ich in meiner langjährigen wissenschaftlichen Ausbildung an der belgischen Universität Louvain-La-Neuve und am Kölner Max-Planck-Institut vor allem gelernt hatte: strategisch, logisch und konsequent die Literatur zu einem Themenbereich zu erforschen, der für mich so wichtig sein sollte: Die orthomolekulare Medizin oder - die Lehre von den Vitalstoffen.

6. Vitamine: Heilsbringer in Pulverform

Das Studium der orthomolekularen Medizin, also der Lehre von den Nahrungsergänzungsmitteln führte mich bald zu einer Anzahl von Büchern über Vitamine, Mineralien, Spurenelemente und Aminosäuren. Ich war bereit, die Heilmittel auszuprobieren, die für Asthma bzw. für den Abheilungsprozess von Entzündungen - denn nichts anderes verursachen ja Allergien - von Bedeutung waren.

Unter Vitaminen versteht man eine Anzahl von lebenswichtigen Substanzen, die im Körper nicht oder nicht ausreichend aufgebaut werden können und deshalb mit der Nahrung als essentielle Nahrungsbestandteile aufgenommen werden müssen. In Deutschland empfiehlt die Deutsche Gesellschaft für Ernährung zum Beispiel die Vitaminmenge, die allgemein für einen Menschen als lebensnotwendig angesehen wird. Solche Festsetzungen sind meiner Meinung nach jedoch eher vage, da sie sich nicht an kranken Personen, wie z.B. Allergikern orientieren. Vielmehr geht es bei diesen Mengen um Dosierungen, die Mangel vorbeugen sollen. Über die Dosierungen, die zur Behandlung von Krankheiten dienen, wird hingegen nichts ausgesagt.

Man unterscheidet grundsätzlich die wasserlöslichen Vitamine, die bei Überdosierung aus dem Körper über den Urin ausgeschieden werden und die fettlöslichen Vitamine, die im Körper gespeichert werden können und bei regelmäßiger überhöhter Einnahme auch zur so genannten Hypervitaminose, also zu Nebenwirkungen in Folge von Überdosierung führen können. Falsche Ernährung, Medikamenteneinnahme oder Krankheit hingegen können zu so genannten Hypovitaminosen führen, die aufgrund einer chronischen Unterversorgung mit einem oder mehreren Vitaminen zu Gesundheitsbeeinträchtigungen bis hin zu lebensgefährlichen Erkrankungen führen können. Bei den fettlöslichen Vitaminen handelt es sich um die Vitamine A, E, K, und D. Zu den wasserlöslichen Vitaminen zählen z.B. die Vitamine der B-Gruppe und das Vitamin C.

Unter Mineralstoffen versteht man anorganische Stoffe, die über die Nahrung dem Körper zugeführt werden müssen. Ein Mangel an Mineralstoffen kann zu schweren Störungen führen. Zu ihnen zählen Magnesium, Kalzium, Kalium, Natrium, Schwefel, Phosphor und Chlorid.

Spurenelemente benötigt der Körper in nur sehr geringen Maßen. Sie haben jedoch lebenswichtige Aufgaben und werden vom Körper dringend gebraucht. Zu den Spurenelementen zählen Zink, Eisen, Kupfer, Mangan, Molybdän, Chrom, Jod und Selen. Aufgrund der Überbeanspruchung der Böden und der Begrenzung der natürlichen Vorkommnisse wurden in den letzten Jahrzehnten der Mineralstoffgehalt sowie der Gehalt an Spurenelementen in Feldfrüchten immer geringer. Deutschland ist darüber hinaus ein Mangelgebiet für die beiden lebenswichtigen Spurenelemente Jod und Selen. Gerade Selen ist für den Organismus von großer Bedeutung und an zahlreichen enzymatischen Vorgängen im Körper beteiligt.

Nahrungs-ergänzungs-mittel	Anwendung	Eigene anfängliche Dosierung	Empfohlene Dosierung Burgsteins Handbuch	Empf. tägl. Dosierung Uwe Gröber bei Asthma bronchiale
Vitamine				
1. Vitamin C	Oral als Kapsel	1000 mg 1 x täglich	2 g	2 - 5 g
2. Vitamin E	Oral aus der Tube	5 Tropfen	200 - 400 mg	200 - 500 i.E.
3. Vitamin A	Oral aus der Tube	5 Tropfen	Nicht erwähnt	15 - 30 mg Beta-Carotin
4. Vitamin B12	Oral als Ampulle (Vitasprint®)	Täglich	100 Mikro-gramm, auch als Injektion	100 - 500 Mikrogramm, oder 1000 Mikrogr. IM gespritzt, 1 x pro Wo.
5. Vitamin B 6	Als Kapsel		100 mg	20 - 200 mg
Mineralstoffe & Spuren-elemente				
6. Magnesium	500 mg	Tägl. abends	400 mg	300 - 500 mg
7. Zink	10 mg	Tägl., zw. d. Mahlzeiten	Nicht erwähnt	Nicht erwähnt
Aminosäuren				
8. N-Acetyl-Cystein	500 mg	Tägl. morgens	Nicht erwähnt	500 - 1000 mg
Sonstiges				
9. Q10	30 - 90 mg	3 x tägl. 3 Kap-seln à 30 mg	Nicht erwähnt	Nicht erwähnt

Tabelle 3:
Ursprüngliches Nahrungsergänzungsmittelprogramm von Marcus J. Leyrer im Sommer 2001

Aminosäuren sind Eiweißstoffe. Man unterscheidet die essentiellen von den nicht-essentiellen Aminosäuren. Essentielle Aminosäuren kann der Körper nicht selber produzieren. Er ist deshalb darauf angewiesen, dass sie ihm in ausreichender Menge von außen zugeführt werden. Zu den essentiellen, lebenswichtigen Aminosäuren zählen Threonin, Methionin, Valin, Leuzin, Isoleuzin, Lysin, Phenylalanin und Tryptophan. Es gibt jedoch auch nicht-essentielle Aminosäuren, die unter besonderen Umständen dem Körper zugeführt werden sollten.

Nachdem ich mir einen Überblick über die unterschiedlichen Nahrungsergänzungsmittel / Vitalstoffe gemacht hatte, fing ich an, mir einen Vitaminplan aufzustellen. Dies war jedoch gar nicht so einfach, da ich mir zunächst einmal überlegen musste, wie und wo ich an die richtigen Präparate herankam. Die in Deutschland hergestellten Produkte waren für mich in der Regel und mit nur wenigen Ausnahmen nicht geeignet, da sie vor allem Maisstärke, Sojaöl, künstliche Farbstoffe und sonstige Zutaten enthielten, die ich meinem Körper nicht zumuten wollte. Außerdem wollte ich ganz gezielt nur die Vitalstoffe zu mir nehmen, die ich für meine Therapie benötigte.

Auch musste ich mir darüber im Klaren sein, in welcher Höhe ich die Vitalstoffe einnehmen wollte. Dazu musste ich zunächst von Dosen ausgehen, die in der einschlägigen medizinischen Literatur empfohlen wurden. Anschließend konnte ich dann überprüfen, welche Dosierung für mich die richtige war und welcher Vitalstoff eher nicht zu mir passte bzw. nicht die erwünschte Wirkung hatte.

Ich hatte also alle Hände voll zu tun. Ich las jedoch nicht nur über die in der Tabelle erwähnten Empfehlungen anderer orthomolekularer Mediziner nach, sondern beschäftigte mich auch weiterhin mit Eigenversuchen. Zunächst galt die Regel, dass nur diejenigen Vitamine und anderen Vitalstoffen in meinen Ernährungsplan kamen, die mich unmittelbar eine Verbesserung meines Gesundheitszustandes spüren ließen. Außerdem kam ich zu dem Entschluss, meinem Vitalstoffprogramm auch Zink und das Coenzym Q10 hinzuzufügen. Zink benötigte ich für die Stärkung der Abwehr, um zusammen mit Vitamin C Erkältungen zu vermeiden, was mir auch gelang und immer noch gelingt. Q10, das Coenzym, was die Vitalorgane, also Darm, Leber und vor allem das Herz stärkt, wo es in konzentrierter Form vorkommt, nahm ich in sehr hoher Dosierung ein.

Ich kann nicht sagen, ob Q10 auch für die Behandlung des Asthmas und nicht nur für die Stärkung des Herzens von Vorteil ist. Es ist auf jeden Fall ein gutes Mittel, das jedoch teuer und nicht unbedingt immer in geeigneter Form in deutschen Apotheken zu erhalten ist, da einheimische Produkte oft Sojaöl enthalten, ebenfalls ein Allergen. Jedenfalls sind Asthmasprays bekannt für ihre herzschädigende Wirkung, sodass die prophylaktische Einnahme von Coenzym Q10 für einige Zeit während der Gesundung des Körpers von Vorteil sein könnte. Im Folgenden möchte ich meinen Lesern nun detailliert meine Erfahrungen mit den jeweiligen Vitaminen beschreiben. Abschließend möchte ich dann einen Vitaminplan vorstellen, den ich heute, nach den Erfahrungen, die ich von März bis Dezember 2001 sammelte, als Startprogramm wählen würde.

1. Vitamin B12

Das Vitamin B12 war bereits in den 50er und 60er Jahren als Wunderdroge bekannt. Schon vor dem Krieg, so berichtete meine Großmutter, die damals Krankenschwester war, gab es gegen Hexenschuss und gegen Ischiasprobleme die „B12-Spritze". Warum dies in Deutschland nicht aufrechterhalten wurde, muss wahrscheinlich mit dem Boom der Pharmabranche zu tun haben oder schlechthin mit der Unwissenheit der Ärzte.

Wie ich oben schon berichtet habe, hat das Vitamin B12 eine Bronchiokonstriktion vermindernde Wirkung[6], auf gut Deutsch: Es hilft bei Atemproblemen. Zunächst nahm ich Vitamin B12 als Ampulle, dann lernte ich jedoch Vitamin B12 als Spritze kennen. Ich bat meine Hausärztin, mir das Vitamin B12 in den Arm zu spritzen. Nachdem ich einige Wochen lang B12 von ihr mit großem Erfolg injiziert bekommen hatte, wollte ich es mit einem Präparat versuchen, das außerdem Vitamin B6 enthielt. Ich muss zugeben, dass mir diese Spritze - vielleicht auch aufgrund des in ihr enthaltenen Betäubungsmittels - nicht bekam. Ich blieb also bei der B12-Spritze, die ich mir nun selbst, nach entsprechender Anleitung im Rahmen meiner Heilpraktikerausbildung, alle 5 - 7 Tage selbst injiziere.

---

[6] Gröber, Uwe; Orthomolekulare Medizin, Stuttgart: Wiss. Verl.-Ges. 2000, S. 51

Vitamin B12 ist ein wasserlösliches Vitamin, das auch bei hoher Dosierung keine Nebenwirkungen zeigt. Es ist bei zahlreichen Erkrankungen angezeigt und führt zu einer generellen Vitalisierung des Körpers. In Amerika wird Vitamin B12 für die Behandlung von Asthma im Kindesalter bereits eingesetzt.[7]

Ich empfehle, die Injektion intramuskulär, d.h. in den Muskel des Oberarms zu geben, und zwar alle 5 bzw. 8 Tage. Intravenös, d. h. über eine Infusion direkt in den Blutkreislauf gegeben, hatte Vitamin B12 bei mir nicht die gleiche Wirkung.

Nachdem ich über so lange Zeit so gute Erfahrungen mit Vitamin B12 gemacht hatte, wollte ich auch über die Qualitäten anderer Vitamine mehr wissen, die für Allergiker geeignet sein konnten.

---

[7] Wright, J.; Treatment of childhood asthma with parenteral vitamin B12, Journal of Nutritional Medicine, 1, 1990; S. 277-282

2. Vitamin C

Zunächst beschäftigte ich mich mit den Wirkungen von Vitamin C, das mir aufgrund seiner antientzündlichen Wirksamkeit ideal für die Abheilung von Entzündungen schien. In Burgsteins Handbuch Nährstoffe las ich darüber, dass die Kontrolle des Histaminspiegels, also jenes Stoffes, der bei allergischen Reaktionen übermäßig ausgeschüttet wird und zu den allergischen Erscheinungen führt, in Zusammenhang mit Vitamin C stand.

Auch Louis Pauling formuliert dies in seinem Buch „Das Vitaminprogramm" wie folgt:

„Ein wichtiger Wirkstoff bei Überempfindlichkeits-Reaktionen ist das Histamin. Es handelt sich dabei um ein kleines, aus nur 17 Atomen bestehendes Molekül mit der chemischen Formel C5H9N3. (...) Das Histamin wird in der Form mikroskopisch kleiner Körnchen in den Zellen zahlreicher Gewebe gespeichert, besonders in der Haut, den Lungen und dem Magen. Aus diesen Körnchen wird es freigesetzt, wenn sich ein Antigen (wie etwa die antigenen Molekulargruppen der Pollen, die den Heuschnupfen verursachen) mit seinem spezifischen Antikörper verbindet. Seine Freisetzung kann auch durch bestimmte Medikamente oder durch die Zerstörung von Gewebe ausgelöst werden." [8]

Da sich der Histaminspiegel antiproportional zum Vitamin C-Spiegel verhält, kann die Zufuhr von Vitamin C den

---

[8] Pauling, Linus; Das Vitaminprogramm, Mosaik Verlag: München 1990, S. 255

Histaminspiegel senken. Histamin kann durch die Erweiterung der Blutgefäße im Kopf zu Kopfschmerzen und durch eine Verengung der Bronchien zu Atemnot führen, sodass die Einnahme von Vitamin C auch eine vorbeugende Wirkung für Allergiker hat.

Da dem Vitamin C gleichzeitig eine das Immunsystem stabilisierende Wirkung zugeschrieben wird, wollte ich Vitamin C in hoher Dosierung einnehmen. In dieser Zeit las ich auch einen Artikel über die Verwendung von hohen Vitamin C-Dosen bei HIV/Aidspatienten in den USA. Ich sah eine Parallele zu den chronischen Erkrankungen insoweit gegeben, als dass beide eine gemeinsame Ursache haben: ein fehlgeleitetes Immunsystem. Bei den HIV/Aidskranken hing dies mit einer Abnahme der T-Zellen, also der Immunabwehr zusammen. Bei Allergikern kommt es infolge der ständigen Abwehrhaltung des Immunsystems oft zu einer Reduzierung der weißen Blutkörperchen infolge einer Überlastung und sich anschließender Unterfunktion der Milz.

Da HIV/Aidspatienten in den USA hohe Dosen von Vitamin C bekommen, schien mir dies auch für andere chronisch Erkrankte plausibel zu sein. Zunächst kaufte ich mir in der Apotheke ein Vitamin C Präparat und begann, 500 mg am Tag einzunehmen. Jedoch spürte ich, dass ich das Vitaminpräparat nicht gut vertrug, obwohl es keine Maisstärke enthielt. Es musste also mit dem künstlichen Farbstoff zu tun haben, der der Tablette zugesetzt war. Ich besorgte mir aus dem Ausland ein Vitamin C-Präparat, das ausschließlich Ascorbinsäure enthielt. Diese Ascorbinsäure ist auch in Pulverform im deutschen Handel erhältlich. Jedoch ist sie nicht in Kapselform abgepackt, sodass sie mit den Zähnen und der Speiseröhre in Kontakt kommt, und so Reizungen und Schäden an Schleimhaut und Zähnen verursachen kann. Ausreichender Genuss von Wasser kann diese Schäden jedoch abfedern.

Es stellte sich für mich die Frage, in welcher Dosierung ich nun Vitamin C einnehmen wollte. Louis Pauling, der zweifache Nobelpreisträger aus den USA, empfiehlt in seinem Buch „Das Vitaminprogramm" sehr viel höhere Dosen, als dies andere Ratgeber tun. Allen war jedoch gemeinsam, dass die Dosen bei Erkrankungen um das 20-200 fache über den Empfehlungen der Deutschen Gesellschaft für Ernährung zur Vermeidung von Mangelkrankheiten liegen sollte.

Ich fing an, zunächst 2 Gramm pro Tag einzunehmen. Meine allergischen Probleme wurden besser. Ich steigerte die Dosis um weitere 2 Gramm, also nun insgesamt 4 Gramm, bis ich leichten Durchfall bekam. Dies kann ein Indiz für eine zu hohe individuelle Dosierung des Vitamin Cs sein, sodass ich mich bei 3,5 Gramm täglicher Vitamin C-Einnahme einpendelte. Pauling, der bis zu 18 Gramm empfahl, lag damit deutlich über der von mir eingenommenen Dosis. Ich merkte jedoch, dass die Dosis von 3,5 Gramm für mich ausreichend war. Später, als ich begann, ein Gefühl für die Reaktionen meines Körpers auf Vitamine zu entwickeln, nahm ich teilweise z.B. bei akuter Belastung durch Pollen oder nach einer

Zahnextraktion bedeutend höhere Dosen von Vitamin C, um Schwellungen bzw. Entzündungen vorzubeugen. Beides funktionierte, sodass ich bis heute auch weiterhin von der positiven Wirkung des Vitamin C überzeugt bin.

Es stellte sich auch bald heraus, dass die Zufuhr von Vitamin C zum Aufbau von Enzymen führt, die wichtige Funktionen in unserem Körper haben, u.a. bei der Abwehr von Infektionen. Um diese Enzyme am Leben zu erhalten, sollte die Vitamin C-Zufuhr nicht abrupt beendet werden, da sonst der Körper durch den plötzlichen Abfall des Vitamin C-Spiegels im Blut geschwächt würde.

Ich begann also, ca. 3,5 Gramm Vitamin täglich einzunehmen, konnte aber die Dosis im Laufe der Zeit auf 4 Gramm steigern. Zusätzlich begann ich, nach Erreichen der Verbesserungsstufe I, die ich in Kapitel 5 beschrieben habe, meine verstopfte Nase mit Einträufeln von Natriumascorbat, einer basischen Form des Vitamin C, zu behandeln. Das Natriumascorbat ist in der Regel in Pulverform erhältlich. Ich rührte ca. einen halben Teelöffel in ein mit 0,2 l Wasser gefülltes Glas und tröpfelte von diesem dann ca. 3-5 Tropfen, manchmal auch mehr, in das rechte und linke Nasenloch.

Mit der Einnahme von Vitamin C gingen nicht nur meine allergischen Symptome zurück. Ich hatte nun auch kein Zahnfleischbluten mehr und die Nasenatmung besserte sich nach einigen Wochen spürbar. Außerdem hatte ich gelernt, Erkältungskrankheiten durch Vitamin C in Kombination mit dem Mineralstoff Zink zu „bekämpfen".

3. Die fettlöslichen Vitamine A und E

Die beiden fettlöslichen Vitamine A und E wirken einer ganzen Anzahl von Erkrankungen entgegen. So wird Vitamin A die Stärkung der Augen und der Knochen zugeschrieben. Vitamin E hingegen schützt vor Krebs und hilft bei Herz-Kreislauf-Erkrankungen. Besonders hervorragende Ergebnisse gibt es jedoch auch bei Rheumatismus. Da beide Vitamine zu den Radikalenfängern zählen und antientzündliche Wirkungen haben, zählten sie beide zu meinem Vitamin-Anfangsprogramm. Es war nun sehr schwierig, die geeignete Kombination der Vitamine zu finden, ohne mit Farb-, Konservierungs- und Trägerstoffen wie Mais und Soja in Berührung zu kommen. Zunächst nahm ich eine Emulsion ein, die ich jedoch nicht gut vertrug. Schließlich gelang es mir, die beiden Vitamine in pharmazeutisch hergestellter künstlicher Form aufzutreiben.

Da ich beide Vitamine in hoher Dosis einnehmen wollte, entschloss ich mich anstelle des Vitamin A das Beta-Karotin einzunehmen, da es nicht überdosiert werden kann, aber eine ähnliche Wirkung entfaltet. Vitamin E hingegen kann bedeutend höher dosiert werden als Vitamin A. Ich entschloss mich schließlich, täglich 400 mg Vitamin E und 30 mg Beta-Karotin einzunehmen. Ich sah sie als sinnvolle Nahrungsergänzung an, die unmittelbare Wirkung, wie ich sie bei Vitamin C und bei Vitamin B12 noch heute verspüre, stellten sich aber nicht ein. Denjenigen meiner Leser, die neben Allergien unter Rheuma leiden, kann ich berichten, dass ich

Personen kennen gelernt habe, denen man nach einer täglichen Gabe von 800 mg Vitamin E in kürzester Zeit beim Abschwellen ihrer Gelenke zuschauen konnte.

4. Vitamin B1, B2, B5, B6

Ich habe die unterschiedlichen B-Vitamine jeweils als Kapsel und als Multipräparat ausprobiert, jedoch nie eine wirklich befreiende Wirkung verspürt. Anfangs nahm ich wie oben in der Tabelle geschildert das Vitamin B6 in Kapselform, das mich jedoch unheimlich gereizt und sehr hungrig machte. Erst viel später fügte ich meinem Vitaminprogramm im Rahmen der Beseitigung des Cortisons ein Vitamin-B-Präparat hinzu. Ich würde deshalb meinen Lesern empfehlen, anfänglich keine B-Präparate - mit Ausnahme des Vitamin B12 - einzunehmen und erst zu einem späteren Zeitpunkt wie im zweiten Teil dieses Buches geschildert, damit anzufangen.

5. Magnesium

Der Mineralstoff Magnesium ist der Mineralstoff, bei dem es am häufigsten zu Mangelerscheinungen in der Bevölkerung kommt. Übermäßiger Alkoholgenuss, viel Sport, Arzneimittel wie z.B. Abführmittel oder Stress können zu den Mangelsymptomen wie Herzrhythmusstörungen, hoher Blutdruck, Schlafstörungen und Wadenkrämpfen führen. Hat man jedoch erst einmal die nächtlichen Wadenkrämpfe, ist dies ein Anzeichen für einen leeren Magnesiumspeicher und es wird höchste Zeit, ihn wieder aufzufüllen.

Was ich früher nicht wusste, ist, dass Magnesium die Sauerstoffaufnahmefähigkeit im Blut erhöht - eine Funktion, die gerade für den Asthmatiker von besonderer Bedeutung ist. Magnesium hat außerdem eine relaxierende, d.h. entspannende Wirkung. Ich nehme Magnesium jedoch nicht für Schlafstörungen oder zur Behebung von Stresszuständen ein, sondern um die Sauerstoffaufnahme im Blut zu gewährleisten und um die Muskeln meiner Bronchien zu entspannen. Im Regelfall sind dies 500mg bis 1000mg pro Tag. Auch bei Magnesium - ähnlich wie bei Vitamin C - kann es bei hoher Dosierung zu weichem Stuhl kommen.

Bei Uwe Gröbers Buch über die Orthomolekulare Medizin werden außerdem folgende Gegenanzeigen aufgelistet, d.h. Krankheiten, bei denen Magnesium nicht eingenommen werden sollte und die ich zur Information eventuell betroffener Leser hier zitieren möchte: „Bei Nierenfunktionsstörungen, AV-Block (atrioventrikulärer Herzblock), Bradykardie, Calcium-Magnesium-Ammoniumphosphatsteinen darf Magnesium nicht eingenommen werden".[9]

6. Zink

Das „Mode"-Spurenelement, das in den USA in letzter Zeit für Furore gesorgt hat, ist an über 200 Enzymen im Körper beteiligt. Schon bald gehörte es auch auf meinen täglichen Vitamin-Plan mit Dosen zwischen 30 mg und 90 mg. Bei Zahnschmerzen oder drohendem Infekt nahm ich 90 mg Zink zusammen mit hohen Dosen

---

[9] Gröber, Uwe; Orthomolekulare Medizin, Stuttgart: Wiss. Verl.-Ges. 2000, S.99

an Vitamin C und 1-3 mg Kupfer ein. Sobald Dosen von über 30 mg/Tag über mehrere Tage eingenommen werden, empfiehlt sich laut wissenschaftlicher Literatur die gleichzeitige Gabe von Kupfer, die jedoch 3 mg nicht überschreiten sollte. In vielen Studien ist belegt, dass Zinkmangel zahlreiche Konsequenzen für die körperliche Gesundheit hat. So gibt es Komplikationen bei der Wundheilung, Haarausfall und Wirkungen auf das Nervensystem, die z.B. Depression, Hyperaktivität, Lernschwäche und Phobien zur Folge haben können. Zinkmangel kann jedoch auch zu jenen weißen Flecken führen, die sich auf den Fingernägeln zeigen.

Zink stärkt die Bauchspeicheldrüse, das Immunsystem und kann auch bei chronischer Müdigkeit helfen, um nur einige der Vorteile der Einnahme eines Zinkpräparates zu nennen. Mich hingegen überzeugte die Fähigkeit des Zinks, zusammen mit Vitamin C Erkältungskrankheiten vorbeugen zu können, zunächst am meisten. Ich wollte in der Zeit des Absetzens der Asthmamedikamente Entzündungen der Schleimhäute, sprich Erkältungen, schlichtweg vermeiden, um sicher zu gehen, dass mir z.B. eine eingefangene Bronchitis meine Genesungspläne nicht durchkreuzen würde. Dies hätte nämlich unweigerlich zu einem Rückfall geführt und wäre nicht nur für meinen Atemtrakt, sondern auch für meine gesamten Abwehrkräfte von Nachteil gewesen. Gerade in der Rekonvaleszenz sollte jede Art von Rückfall, wie z.B. durch Erkältungen, vermieden werden.

Da bei einer Dosierung zwischen 30 mg und 90 mg

Zink gewöhnlich keine Nebenwirkungen auftreten, werde ich hierauf nicht weiter eingehen. Als Gegenanzeigen werden bei einer Zink-Überdosierung in der Literatur Autoimmunprozesse, akutes Nierenversagen und schwere Nierenparenchym-Schäden erwähnt.[10]

7. N-Acetyl-Cystein

N-Acetyl-Cystein ist ein Stoff, der auch von der Schulmedizin eingesetzt wird. Er hat eine schleimlösende Wirkung und sollte mit ausreichend Vitamin C eingenommen werden, um eine Oxidierung zu vermeiden. Ich habe zu Beginn meines Vitamin-Programms täglich 600 mg zusammen mit 1,5 g Vitamin C eingenommen. Da die Aminosäure Cystein schleimlösende Wirkungen hat, kommt sie dem Allergiker vor allem bei Pollenflug zugute. Meiner Erfahrung nach sollte die wirksamere und verträglichere „N" Form des Acetyl-Cysteins dem traditionellen Hustenlöser aus der Apotheke vorgezogen werden, insbesondere wenn man unter Herzbeschwerden leidet.

8. Q10

Das Coenzym Q10 wird auch als Ubiquinon bezeichnet, da es überall im Körper vorkommt. Insbesondere in den Erfolgsorganen Herz, Niere und Leber findet man es konzentriert an, weshalb in Japan heute bei der Therapie von Herzpatienten Q10 zum Einsatz kommt - leider noch ganz im Gegensatz zu Deutschland. Heute - nach dem Gesundungsprozess - nehme ich zwischen 30 mg und 60 mg am Tag ein.

---

[10] Gröber, Uwe; Orthomolekulare Medizin, Stuttgart: Wiss. Verl.-Ges. 2000, S.113

Zunächst kaufte ich Q10 in der Apotheke, wo es sehr teuer ist (ca. 40 Euro für 120 Kapseln à 30 mg) und zumeist aus Gelantinekapseln, die Sojaöl enthalten, besteht. Später bekam ich es aus dem Ausland, wodurch ich das Sojaöl vermeiden konnte, sodass mir die Kapseln bedeutend besser bekamen. Auf der Internetseite in der Rubrik „Produktempfehlungen" finden sich Hinweise zu Produkten, die ich verwendet habe bzw. heute verwende.

9. DMG

Sportliche Betätigung war für mich trotz des sogenannten Anstrengungsasthmas - in Maßen und ohne Übertreibung - wichtig. Ich konnte zwar zunächst keinen Sport machen, wollte aber auch bei Anstrengungen, wie Treppensteigen, nicht das Risiko eingehen, einen Status Asthmaticus, d.h. lang andauernde Atembeschwerden, auszulösen. Um eine tagelange Verschlechterung meiner Atmung nicht in Kauf nehmen zu müssen, suchte ich nach Alternativen. Das Dimethylglycin (DMG), das ich in Deutschland leider nicht kaufen konnte und mir so über Umwegen besorgen musste, schien mir eine solche zu sein. DMG ist eine körpereigene Substanz, die man vor dem Sport oder körperlicher Anstrengung unter die Zunge legt. Sie wurde und wird vor allem in Russland als legales Dopingmittel benutzt, da es die Sauerstoffaufnahmekapazität im Blut erhöht. Ich habe DMG vor sportlicher Anstrengung genommen, aber auch um Atembeklemmungen auszuräumen. Menschen mit empfindlichem Herzen oder Menschen mit einem Alter von über 70 Jahren sollen sich der kreislaufaufpeitschenden

Wirkung von DMG bewusst sein, auch wenn Nebenwirkungen in der Literatur keine Erwähnung finden.[11]

Mit DMG hatte ich nun eine weitere Möglichkeit entdeckt, leichte Atemprobleme und Anstrengungsasthma in den Griff zu bekommen. Ich war begeistert, dass ich mit der Einnahme von DMG ein Asthmaspray zum Laufen nicht mehr mitnehmen musste. Zudem hatte ich nun einen weiteren Weg gefunden, Atemprobleme zu coupieren.

Insgesamt habe ich also im ersten Jahr meines Vitaminprogramms neun Nährstoffergänzungsmittel benutzt, die ich in **Tabelle 4** noch einmal mit den entsprechenden Dosierungen aufgelistet habe. Die Dosierungen habe ich im Laufe der Anwendung im ersten Jahr so moduliert, wie sie in dieser Tabelle aufgezeigt werden.

Gegenüber meinem Ausgangsprogramm hatte ich langsam begonnen, die Vitalstoffeinnahme zu steigern. Ich nahm nun deutlich mehr Zink, nutzte das Vitamin B12 durch die Injektion systemisch und verzichtete auf das Vitamin B6 aufgrund der Unverträglichkeiten gegenüber dem Einzelpräparat und den Kombinationspräparaten ganz.

Aufgrund der Literatur und ergänzt um meine persönliche Erfahrung würde ich heute im ersten Jahr die in **Tabelle 4** gelisteten Nahrungsergänzungsmittel wählen, um mit dem Heilprozess zur Befreiung vom Asthmaspray zu beginnen.

---

[11] Burgstein, L.; Burgsteins Handbuch Nähstoffe, Haug Verlag: Heidelberg 2000, S. 224

Nahrungs-ergänzungsmittel	Anwendung	Dosierung 1. Jahr
Vitamine		
1. Vitamin C	**1.** Oral als Kapsel **2.** Natriumascorbat ½ Tl mit Wasser verdünnt für die Nase	**1.** 3 - 4 g täglich **2.** 4 - 5 Tropfen pro Nasenloch bei Bedarf
2. Vitamin E	Pulver, dann Kapseln	400 mg
3. Beta-Carotin	Pulver	30 mg
4. Vitamin B12	Injektionen	1000 Mikrogramm alle 5 bis 7 Tage
5. Vitamin B 6	Als Kapsel	Habe ich abgesetzt
Mineralstoffe & Spurenelemente		
6. Magnesium	500 mg - 1000 mg	Täglich abends
7. Zink	**1.** 30 mg **2.** zwischen 30 mg und 90 mg zusammen mit 2 - 3 mg Kupfer bei Erkältungen	**1.** Täglich zwischen den Mahlzeiten **2.** Täglich zwischen den Mahlzeiten
Aminosäuren		
8. N-Acetylcystein-Cystein	600 mg mit ausreichend Vitamin C	Täglich morgens
Sonstiges		
9. Q 10	3 x 30 mg Kapseln	90 mg oder mehr / Tag
10. DMG	Tablette	1 x 1 Tablette unter die Zunge vor sportlicher Anstrengung oder bei leichter Atembeklemmung

Tabelle 4:
Nahrungsergänzungsmittelprogramm „Frei vom Asthmaspray"

7. Nachbetrachtung - Teil 1

Denke ich heute an das erste Asthmaspray-freie Jahr zurück, so muss ich - nicht ohne Stolz - bekennen, dass die Vielzahl meiner Versuche, alternativ Atembeklemmungen vorzubeugen, fruchtbar war. Ich hatte nicht nur bedeutend weniger Atemprobleme, sondern ich wusste nun, die Zeichen meines Körpers zu verstehen und konnte diese mit einfachen Mitteln beeinflussen.

Mein Atemvolumen hatte sich außerdem nicht verschlechtert. Ich ging zwar nicht mehr zu meinem Allergologen, hatte aber eine Hausärztin gefunden, die mich betreute. Von ihr erhielt ich auch einen Peak-Flow-Meter, ein kleines Gerät, in das man hineinpustet, um so festzustellen, ob es Veränderungen beim Lungenvolumen bzw. bei der Fähigkeit, Luft schnell auszuatmen, gibt. Ich benutzte das Peak-Flow-Meter jedoch erst nach ca. einem Jahr, um zu überprüfen, ob sich meine Atemwerte nach dem Absetzen des Cortisons veränderten. Dennoch möchte ich meinen Lesern empfehlen, ein solches Peak-Flow-Meter direkt während des Absetzens von Asthmamedikamenten zu verwenden, um rechtzeitig eine Verschlechterung des Atemzustandes erkennen zu können.

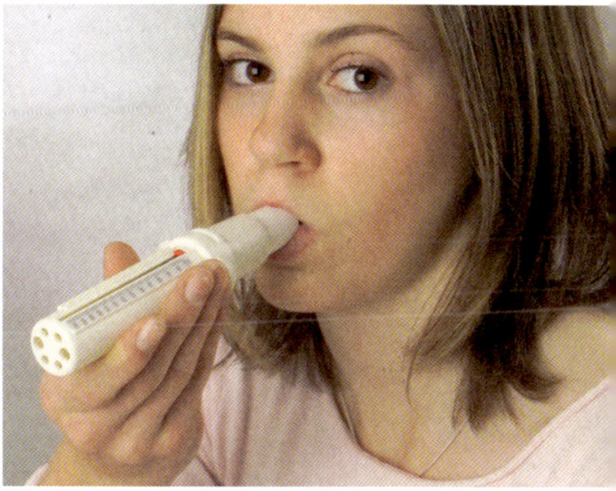

Das Peak-Flow-Meter hilft, den Zustand der Atmung zu beobachten.

Noch einmal: Das Absetzen des Asthmasprays sollte das Ziel einer jeden Therapie im medizinischen Bereich sein. Das bedeutet jedoch nicht, dass das Asthma-Spray um jeden Preis zur Seite gelegt werden kann und sollte, sondern dass - selbst nach einer Besserung des Gesundheitszustandes - das Spray für Notfälle immer greifbar bleibt. Gönnen Sie sich Zeit! Wer viele Jahre krank war, sollte nicht eine Heilung von heute auf morgen erwarten. Gerade für Asthmatiker ist es typisch, schnell und hektisch etwas erledigen zu wollen. Hier geht es aber um den Menschen, um Sie, lieber Leser, und ich rate Ihnen, sich Schritt für Schritt die Zeit zu nehmen, die Ihr Körper benötigt, um wirklich gesund zu werden.

Und machen Sie keine Ausnahmen. Wenn es auch schwer fällt: Kaffee, Alkohol und Rauchen sind tabu. Dabei ist auch das so genannte Passivrauchen wie das Einatmen von Zigarettenrauch in z.B. verrauchten Restaurants oder in Zugabteilen und Bistros gemeint. Hier sollten Sie sehr diszipliniert sein, damit die Entzündungen, die Ihr Körper seit so langer Zeit mit sich herumträgt, auch wirklich ausgeheilt werden können.

Das von mir aufgestellte Vitaminprogramm hat sich für mich als ideal erwiesen. Wichtig war jedoch die Einnahme von geeigneten Vitaminpräparaten. Anfangs konnte ich gewisse Dosen von Vitaminen nicht vertragen. Sie überreizten meinen Körper. Deshalb habe ich nur die Nährstoffe im „Anfangsprogramm" aufgelistet, die meiner Erfahrung (und den Angaben der Literatur zur orthomolekularen Medizin) nach unbedenklich sind, solange sie keinen Mais (besonders bei Maisallergikern) und keine aggressiven Farbstoffe enthalten. Vielleicht wird sich auch Ihr Einkaufsverhalten ab heute ändern: Lesen Sie sich in Ruhe durch, was es in Supermärkten alles so zu kaufen gibt und was die Fertigprodukte an Konservierungsmitteln, Geschmacksverstärkern wie z.B. Glutamat und Farbmitteln enthalten. Viele der F-Stoffe sind übrigens als allergieauslösend bekannt, sodass ich im Nachhinein meine ökologische Ernährung als ebenfalls sehr wichtigen Baustein auf dem Weg zur Gesundung ansehe.

Die Einnahme der Nahrungsergänzungsmittel macht übrigens vor allem dann Sinn, wenn sie ausreichend Flüssigkeit und möglichst wenig oder keine Kohlensäure zu sich nehmen. Ich bevorzuge Volvic® aus der Glasflasche aufgrund seines Gehaltes an basischen Mineralstoffen. Die Flasche garantiert mir außerdem, dass sich keine Rückstände einer Plastikverpackung, die meiner Ansicht nach bei Sonneneinstrahlung bzw. Wärmeentwicklung ins Wasser abgegeben werden können, den Organismus belasten.

Sicherlich, die Vielzahl der Maßnahmen mag zunächst erdrückend erscheinen. Aber eine langsame Einführung der Nahrungsumstellung, die regelmäßige Einnahme der 10 vorgestellten Nährstoffe und der bewusste Umgang mit dem Säure-Basen-Haushalt Ihres Körpers werden Sie schon bald belohnen. Es ist dabei überflüssig zu unterstreichen, dass das Vitaminprogramm generell einen umfassenden Beitrag zu Ihrer körperlichen Gesundheit und Belastbarkeit leistet und so auch im Allgemeinen förderlich ist. Fest steht auch, dass Sie nicht bei allen Ärzten und Apothekern auf Begeisterung stoßen werden. Probieren Sie ruhig mal ein Gespräch aus. Ihnen wird gelegentlich - und immer noch viel zu häufig - bescheinigt, dass Vitamine keinen Wert haben. Sie sollten dann lächeln und von dannen ziehen, denn es geht ja nicht um eine Theoriendebatte - es geht um Ihre Gesundheit. Und da zählt, was wirkt. Und eins ist sicher: Asthmasprays heilen nicht - sie schaden auf Dauer.

Diejenigen unter Ihnen, die Zahnplomben aus Amalgam oder Goldinlays besitzen, sollten Anhang 1 lesen, der Wissenswertes zur Zahnsanierung auflistet. In Anhang 2 beschreibe ich den Umgang mit Sport im Detail.

Jetzt bleibt mir nur, Ihnen viel Glück zu wünschen. Es liegt jetzt an Ihnen, sich die Frage zu stellen, ob Sie wirklich gesund werden wollen, um mit Energie nach Lösungen zu suchen, die Ihrem Körper zur Heilung verhelfen. Der vorliegende **Teil 1** hat Ihnen hoffentlich einige Ideen gegeben, die Ihnen auf Ihrem Weg zur Heilung - den Sie ja mit dem Kauf dieses Buches bereits eingeschlagen haben - weiterhelfen.

Ich wünsche Ihnen dabei viel Erfolg und hoffe, dass Sie die notwendige Ausdauer und Geduld mitbringen. Denn die Entscheidung zur Gesundheit, das habe ich gelernt, verlangt Härte, Willen und Konsequenz.

Anhang 1 - Die Zähne

Die Zähne sind ein Bestandteil unseres Körpers, der leider noch viel zu wenig beachtet wird. Es gibt kaum Zahnärzte, die sich für alternative Heilmethoden öffnen. Problematisch wird die Zahnbehandlung vor allem dann, wenn Schwermetalle, z.B. quecksilberhaltiges Amalgam oder palladiumhaltige Goldinlays in die Zähne eingeführt worden sind. Darüber hinaus können entzündliche Prozesse an den Zahnwurzeln, Wurzelresektionen und nervenbehandelte Zähne den Körper langfristig schwächen und irritieren.

Bereits zwei Jahre vor der Aufnahme meines Vitalstoffprogramms hatte ich begonnen, meine Zähne von Amalgamfüllungen zu befreien. Ich hatte in der Zeitung gelesen, dass Amalgam bis zu 50% Quecksilber enthält und wusste Bescheid über die Folgen einer Quecksilbervergiftung. Insbesondere der allergisierende Effekt des Quecksilbers machte mir Sorgen. Der Zahnarzt, der mir später auch zwei Implantate einpflanzte, von denen ich mich im Sommer 2001 aufgrund andauernder Schmerzen trennen musste, tauschte das Amalgam gegen Goldinlays aus. Leider bekam ich dadurch auch ein Inlay mit Palladium, d.h. einer minderwertigen Goldlegierung, die bis zu sieben weitere Metalle enthielt und ebenfalls Allergien verursachen kann.

Ich vertraute dem Arzt und wusste nicht, was er in die Goldfüllungen packte. Ich möchte deshalb meine Leser dazu ermuntern, sich eine Übersicht vom Zahnarzt geben zu lassen, welche Metalle in den Goldinlays enthalten sind. Bestehen Sie auf hochwertige Goldinlays ohne Palladium und mit möglichst wenigen anderen „Zutaten".

Die Amalgamsanierung ist sicherlich unumgänglich, wenn man Allergien verlieren will. Dieses Vorhaben ist nicht ganz billig, aber das Leben eines Menschen und vor allem die Gesundheit hat ihren Preis. Obwohl Amalgam in Schweden verboten ist, gibt es in Deutschland immer noch Zahnärzte, die Amalgam verwenden. Wichtig dabei ist zu wissen, dass sich das giftige Amalgam vor allem im Gehirn ablagert und so zu Depressionen führen kann. Meines Erachtens verwundert es nicht, dass die Zahnärzte, die beim Bohren ja einen Großteil der giftigen Dämpfe des Amalgams einatmen, den Berufsstand in Deutschland darstellen, in dem es die höchste Selbstmordrate gibt!

Ich halte die Sanierung des Zahnapparates als unbedingte Voraussetzung für eine wirksame Bekämpfung von Allergien. Wer viele Palladiumplomben im Mund hat oder über Amalgamplomben verfügt, sollte sich ernsthaft Gedanken machen, ob seine Allergien nicht einzig und alleine auf diese Tatsachen zurückzuführen sein könnten.

Doch Vorsicht! Beim Herausbohren des Amalgams können Teile der alten Plombe verschluckt werden, wenn der Mund vorher nicht mit einer Plastikfolie geschützt wird. Man sollte also den Zahnarzt hieran erinnern und notfalls den Termin verschieben, bis eine solche Folie besorgt worden ist, da sonst viel Quecksilber beim Verschlucken in den Verdauungstrakt gelangen kann.

Zink ist ein guter Mineralstoff, der bei Schwermetallbelastung und Sanierungsmaßnahmen in der Dosierung von 90 mg zusammen mit 3 mg Kupfer entsprechend des von mir erprobten Vitalstoffplanes eingenommen werden kann. Es gibt darüber hinaus homöopathische Mittel, die der körperlichen Belastung bei der Zahnsanierung vorbeugen. Sprechen Sie darüber mit Ihrem homöopathisch versierten Zahnarzt oder Ihrem informierten Heilpraktiker.

Anhang 2 - Sport

Sport hat eine immunsupprimierende Wirkung. Es ist gut für Asthmatiker, die Lungen regelmäßig durchzulüften, indem z.B. ein längerer Spaziergang oder ein Dauerlauf unternommen wird. Bei Übertreibung können Entzündungen jedoch durch die Unterdrückung des Immunsystems aufflammen. Da Asthma hauptsächlich ein entzündlicher Prozess ist, sollte langsam gelaufen werden. Besonders am Anfang sind Spaziergänge vorzuziehen, um Anstrengungsasthma zu verhindern.

Das Ziel eines jeden Asthmatikers sollte sein, seinem Körper die Ruhe einzuräumen, die er verdient hat. Dies gilt auch beim Sport. In diesem Zusammenhang sind also Zielsetzungen wie: Ich laufe immer weiter, immer schneller, etc... absoluter Nonsens. Hier muss eine Bewusstseinsveränderung einsetzen. 3x wöchentlich 20-25 Minuten lockeres Laufen, bei dem man sich unterhalten kann, reichen völlig aus, um die Gesundheit und Belastbarkeit aufzubauen. Dabei sind natürlich Waldböden ideal, aber auch Parkanlagen oder große Rasenflächen bieten sich hierfür an. Wichtig ist, dass man nicht übertreibt. So musste auch ich mich immer wieder bremsen. Denn natürlich ist es toll, als ehemaliger Anstrengungsasthmatiker heute 10 Kilometer laufen zu können, ohne irgendein Mittel für die Atmung verwenden zu müssen. Sich das zu beweisen ist eben nicht der Sinn eines Sportprogramms für Asthmatiker. Die übermäßige Anspannung der Atemmuskulatur kann nämlich auch durch eine übertriebene Leistungsanforderung an den eigenen Körper entstehen.

Sich in Bewegung zu halten ohne schneller und weiter laufen zu müssen stellt also die wahre Herausforderung dar, sodass eine neue Bewusstseinswerdung für den Körper auch eine neue Bewusstseinswerdung im Umgang mit sich selbst bedeutet.

Es bieten sich auch andere Arten des Sports an, wie z.B. Schwimmen (Vorsicht, Chlor kann reizen und zu Allergien führen!) und Rad fahren.

Man sollte weder mit leerem Magen noch nach einer Mahlzeit laufen. Da der Verdauungstrakt der Ursprung der Allergien ist, sollte er ausreichend Zeit haben, Speisen zu verarbeiten. Vielleicht haben auch einige meiner Leser schon bemerkt, dass Atemprobleme auch mit einer Unterversorgung von Nährstoffen, d.h. schlichtweg Hunger, in Zusammenhang stehen können. Dies liegt daran, dass es bei Hunger zu einem höheren Histaminspiegel und einer verstärkten Ausschüttung von Leukotrinen, die für die entzündlichen Prozesse in der Lunge verantwortlich sind, kommt. Ich laufe deshalb nie mit hungrigem Magen - in der Regel esse ich eine Banane, wenn ich vor dem Laufen Hunger verspüre.

Im Zusammenhang mit Sport möchte ich kurz darauf hinweisen, dass übermäßiges Saunieren nach sportlichen Anstrengungen und bei einem geschwächten Immunsystem schädlich sein kann. Einerseits führt das starke

Schwitzen zu einem Verlust von Mineralstoffen, die gerade für den Asthmatiker so wichtig sind. Zum anderen führt die starke Hitze zu einer weiteren Schwächung und lenkt den Körper davon ab, sich mit den entzündlichen Prozessen zu beschäftigen, die der Asthmatiker in sich trägt. Man sollte also auch hier Maß halten und eventuell zunächst auf das Saunieren ganz verzichten, da es ja - genau wie Kaffee, Alkohol und Zigaretten - einen sehr starken äußeren Reiz darstellt, der den Körper von einer seiner eigentlichen Aufgabe, nämlich der Wiederherstellung der Balance zur Überwindung der Krankheit, ablenkt.

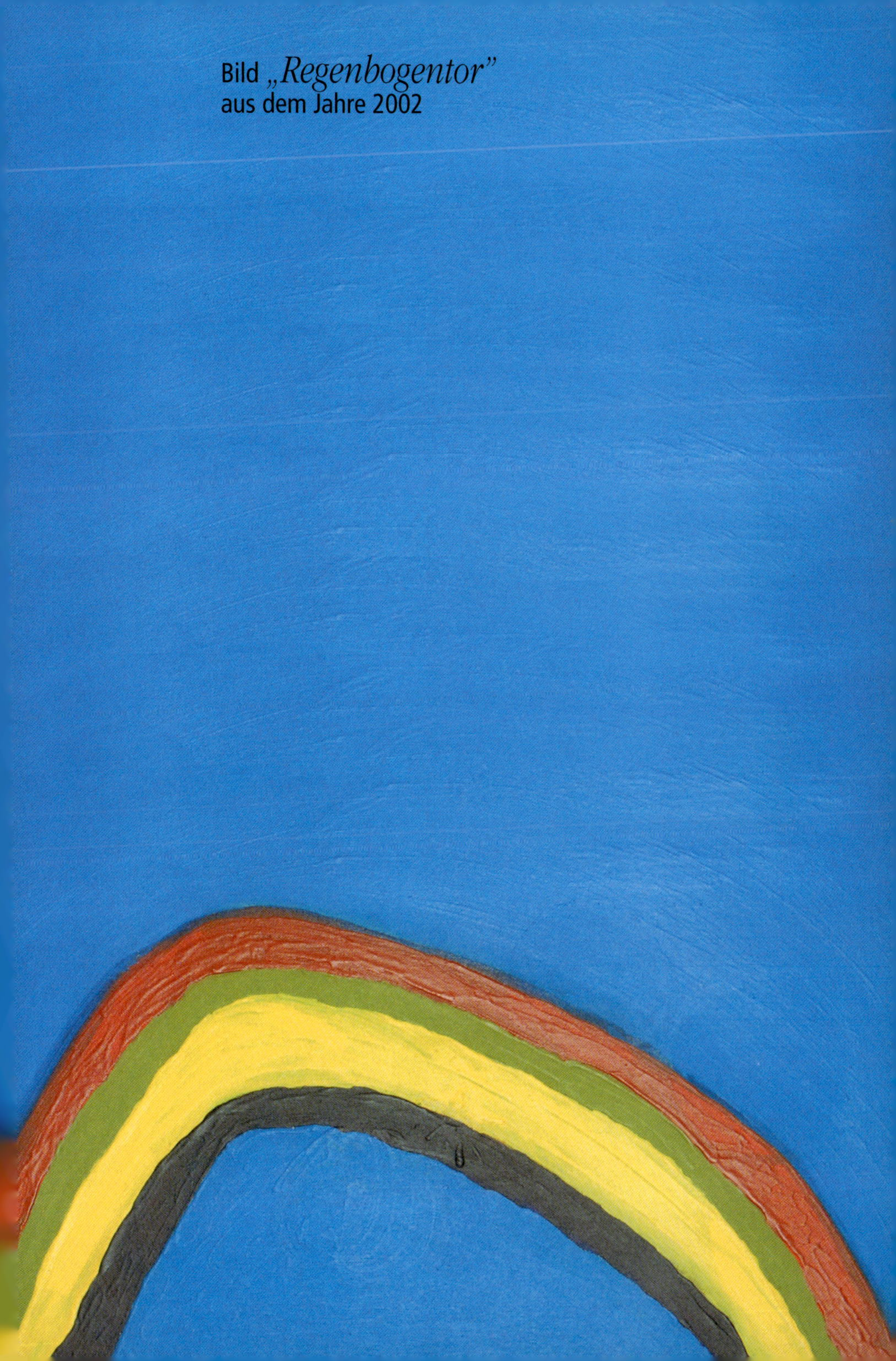

Bild *„Regenbogentor"*
aus dem Jahre 2002

Teil 2:

Frei vom Cortison

Vorwort

zur Ausgabe des zweiten Bandes aus dem Jahre 2003

Die Geschichte der Menschheit ist voll von Menschen, die das Unmögliche gewagt und das als verrückt oder nicht wissenschaftlich Bezeichnete unternommen haben. Oft waren diese Versuche erfolgreich, gelangten aber erst im Nachhinein zu Ansehen und Akzeptanz. So war es Kopernikus, der davon sprach, dass sich die Erde um die Sonne dreht und nicht - wie es im 16. Jahrhundert gängige Meinung war - dass sich umgekehrt die Sonne um die Erde dreht.

Genauso steht heute manch einer am Pranger, der es wagt zu formulieren, dass die Gründe für fast alle chronischen Krankheiten der Menschheit in einem Missverhältnis des Körpers zu seiner Umwelt, in einer verlorenen Balance im Innern seiner selbst und in einer Reizüberflutung verborgen liegen. Ob Schulmediziner oder homöopathisch versierter Heilpraktiker: beide müssen Abstand von dieser Erklärung der chronischen Erkrankungen nehmen. Der Schulmediziner definiert die Erkrankungen aufgrund seiner Therapiemethoden. Heilbar ist nur das, was durch die Anwendung chemischer Medikamente „geheilt" werden kann, wie z.B. eine bakterielle Infektion durch das richtige Antibiotikum unter Kontrolle gebracht werden kann.

Was aber durch chemische Medikamente nicht geheilt werden kann, z.B. das Asthma bronchiale, gilt entsprechend dieser Logik als nicht heilbar.

Der Homöopath hingegen schwört auf die homöopathischen Mittel, die der Schulmediziner als unwirksame „Psychodrogen" ablehnt. Die homöopathischen Mittel, die zweifelsohne wirksam sind (ein jeder kann dies an sich selbst ausprobieren...), versuchen den Körper durch die Aussendung von Reizen wieder auf die richtige Spur zu bringen. Ein überreizter Körper bedarf aber keiner erneuten Reize. Er muss die Balance durch Maßhalten wiederfinden, bevor homöopathische Mittel wirklich ihre ganze Wirkung entfalten können. Und auch dann sind sie nur ein Weg von vielen, die auf dem Weg zur Heilung des Asthma bronchiale beschritten werden können.

Nach dem es mir gelungen war, meine Asthmasprays abzusetzen, feierte ich im November 2001 mein „neunmonatiges Jubiläum". Neun Monate hatte ich kein Asthmaspray benutzt. Und jetzt war ich bereit - für mich persönlich - das „Undenkbare" zu denken. Ich wollte mein Cortisoninhalat, das ich noch immer zu mir nahm, absetzen. Es war dieser Gedankengang, nämlich die Orientierung an den Größen der Geschichte, die die Zukunft durch ihre waghalsigen Theorien prägten, der es mir erlaubte, von mir selber zu fordern, eine ebenso waghalsige Theorie für meinen Körper und mein Leben aufzustellen: Ich wollte ohne Cortison leben. Ich wollte endlich unabhängig und medikamentenfrei sein.

Mein Weg, den ich bis zur Absetzung des Cortisonsprays hinter mich brachte, orientiert sich weder an der wissenschaftlichen Debatte der Schulmedizin, noch an den Theorien der Homöopathie. Wie bei dem in **Teil 1** geschilderten Absetzen des Asthmasprays war ich bereit, die verschiedenen Ideen, die ich in der Literatur fand oder selbst erdachte, auszuprobieren. Wie es mir schließlich gelang, mein Cortisonspray zur Seite zu legen und was ich auf dem Weg dorthin erlebte, soll im folgenden **Teil 2** mit dem Untertitel „Frei von Cortison!" dargestellt werden.

Ich möchte meine Leser daran erinnern, dass ein Absetzen der diversen Medikamente nur langsam erfolgen kann. Viel wichtiger ist die Umstellung Ihrer Lebensgewohnheiten. Oft stellt sich eine Verbesserung Ihrer Gesundheit nach nur kurzer Zeit von selber ein, so dass Sie selbst ein Gefühl dafür entwickeln, wann es der richtige Zeitpunkt ist, auf Ihre Medikamente zu verzichten. Je nach der Stärke Ihres Asthmas wäre natürlich eine Begleitung Ihrer Heilversuche durch einen weltoffenen Allergologen, einen Hausarzt, der sich für die Vitamintherapie interessiert und einen Heilpraktiker, der unterschiedliche Heilbehandlungen wie Akupunktur, Homöopathie und Eigenbluttherapie anbietet, ideal.

Ich würde mich freuen, wenn Sie im vorliegenden zweiten Teil nun Anregungen finden, die Ihnen oder einem Mitglied Ihrer Familie helfen, den Weg zur Gesundung weiterzuverfolgen. Ich danke Gott für die Erkenntnisse, die er mir gegeben hat und geben Sie nicht auf, denn: Heilung ist möglich!

Ihr
Marcus Leyrer

1. Vorbereitende Maßnahmen

Als ich im November 2001 beschloss, nun endlich medikamentenfrei zu werden, war ich mir alles andere als sicher, dass dieses Vorhaben auch wirklich klappen würde. Allzu oft war ich vor dem Absetzen des Cortisoninhalates gewarnt worden. Das Cortison ist ein körpereigener Stoff, ein Hormon, das in der Nebennierenrinde im menschlichen Körper selbst hergestellt wird. Bei oraler Einnahme, also z.B. als Tablette, wirkt das Cortison „systemisch", d.h. es entstehen nicht nur eine Anzahl von Nebenwirkungen, wie die Erweichung der Knochen und die Zunahme des Körpergewichtes, sondern die körpereigene Produktion des Cortisons in der Nebennierenrinde wird bereits nach kurzer Zeit eingestellt.

Hinter dem Begriff „systemische Wirkung" verbirgt sich also eine recht gruselige Tatsache - nämlich die Abgewöhnung des Körpers, selbst in ausreichender Menge Cortison herstellen zu können. Cortison dient der Abheilung von Entzündungen und wird im Körper z.B. bei Stress vermehrt ausgeschüttet. Vielleicht ließe sich deshalb auch mein Hang zum übertriebenen Kaffeegenuss erklären, der ja - unter anderem durch das Koffein - eine dem Adrenalin ähnliche Wirkung auf den Blutkreislauf hat und so eine künstliche Stressreaktion hervorruft, die zu einer verstärkten Ausschüttung von Cortison führt. In **Teil 1** habe ich bereits darauf hingewiesen, wie schädlich Kaffee für den Asthmatiker bzw. Allergiker ist, da er zu einer Überreizung des

Körpers beiträgt. Dabei geht es übrigens nicht nur um das Koffein: Kaffee hat an sich aufgrund der zahlreichen Inhaltsstoffe eine reizende Wirkung - unabhängig ob es sich um koffeinfreien oder koffeinhaltigen Kaffe handelt.

Bei der inhalativen Gabe von moderaten Cortison-Dosen wirkt die Substanz nicht oder kaum systemisch, da sie in nur geringen Maßen in den Blutkreislauf gerät. Sie dient vor Ort zur Abheilung der allergischen Entzündungen in den Bronchien, weshalb sie auch mit der richtigen Technik eingeatmet werden muss. Diejenigen meiner Leser, die es bereits geschafft haben, ihre Asthmasprays abzusetzen, dürfen sich freuen: Der wichtigste Schritt ist getan, denn Cortison-Inhalation ist bei weitem nicht so gefährlich für das Herz wie die bronchienerweiternden Asthmasprays. Die größte Arbeit liegt jedoch noch vor Ihnen. Gerade an das Cortison gewöhnt sich nämlich der Körper ungemein stark. Das Absetzen von Cortison kann deshalb zu einem Rebound-Effekt führen. Darunter versteht man eine Entzündung der Bronchien nach dem Absetzen des Inhalats, sodass nach kurzer Zeit des völligen Absetzens des Cortisons eine erneute und vielleicht höhere Gabe als zuvor eingesetzt werden muss.

Im November 2001 war ich mir des Entstehens eines möglichen Rebound-Effektes vollkommen bewusst. Ich verzichtete deshalb zunächst darauf, meinen Pulmicort®-Inhalator zur Seite zu legen und wollte meinen Gesundheitszustand zunächst auf ein „höheres Plateau" hieven.

Hier orientierte ich mich an der Vorstellung, dass der Prozess einer jeden Krankheit entsprechend einer Parabel verläuft, die sich wiederum in verschiedene Plateaus gliedern lässt. Hat der Körper einmal ein bestimmtes Plateau von Gesundheit erreicht, so dauert es eine Weile, bis er dieses Plateau wieder verlässt und sein Gesundheitsniveau ein höheres oder ein niedrigeres erreicht. Meine Ansicht ist es, dass eine grundlegende Neubesinnung erfolgen muss, sobald der Körper erst einmal den Punkt, den ich Punkt ohne Rückkehr (POR) oder „point of no return" nenne, erreicht hat.

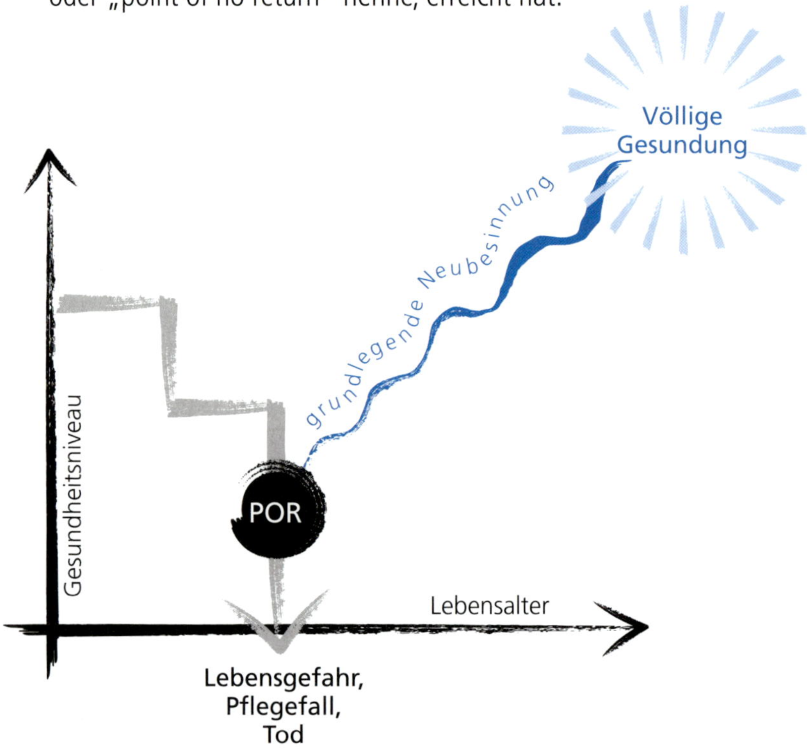

Abbildung 5: „Punkt ohne Rückkehr"

Was steckte aber hinter dieser Überlegung? Meiner Ansicht nach verläuft der jeweilige Gesundheitszustand eines Menschen in auf- oder absteigenden Wellenbewegungen. Je ungesünder er lebt, umso eher steuert er als ehedem gesunder Mensch den point of no return an. Dieser Prozess dauert oft lange und er vollzieht sich unmerklich. Alkohol, Drogen[12], ungesundes Essen, verschleppte Grippe und Stress sind nur einige der Faktoren, die den menschlichen Körper über lange Zeit - manchmal über Jahre hinweg - in Richtung des Punktes ohne Rückkehr bringen. Ist dieser Punkt erst einmal erreicht, so kippt der Gesundheitszustand von einem Moment zum anderen in einen massiven Krankheitszustand.

Da die körperlichen Reserven nach dem Überschreiten des point of no return erschöpft sind, reicht es nicht mehr aus, die Stoffe und Verhaltensweisen zu meiden, die zu der eigentlichen Erkrankung geführt haben.

Mit einer ökonomischen Metapher lässt sich dies so ausdrücken: Die Zinsen der Hypothek sind so hoch, dass sie nicht mehr zurückbezahlt werden können. In einer solchen Situation muss der Kaufmann eine neue Geschäftsidee anstrengen, um ausreichend Geld zu verdienen, um nicht nur seine Zinsen, sondern auch die Hypothek endlich abzahlen zu können.

Analog zu dieser Metapher müssen also neue Ideen her, um die Gesundheitsprobleme des Körpers zu lösen.

---

[12] Hierzu zähle ich auch Koffein oder die übermäßige Einnahme von Medikamenten, die gefährliche Nebenwirkungen haben können, wie z.B. die oft gepriesene Acetylsalicylsäure.

Deshalb heißt der Punkt auch Punkt ohne Rückkehr und nicht Punkt ohne Wiederkehr. Es gibt nämlich eine Wiederkehr zur Gesundheit, aber auf anderem Wege und nur dann, wenn zusätzlich neue Ideen dem Körper helfen, sein Gleichgewicht zu finden.

Die bloße Meidung aller Giftstoffe, Reizmittel und ungesunden Lebensweisen reicht hier nicht mehr aus, um die Gesundheit wieder herzustellen, selbst wenn dies natürlich von herausragender Bedeutung für den Gesundungsprozess ist. Für die Wiederkehr zur Gesundheit müssen nach dem Überschreiten des *point of no return* - manchmal sehr umfassende und mühsame - Anstrengungen unternommen werden. Die Erstellung eines strategischen Planes, der den erkrankten Menschen „fit" für die Schlacht macht, ist dabei unumgänglich. Ein klares Ziel sollte nicht aus den Augen verloren werden. Gesundheit ist dabei nicht unbedingt gleichzusetzen mit totaler Beschwerdefreiheit. Ein Asthmatiker sollte, wenn er einmal keine Medikation mehr benötigt, dennoch auf Milchprodukte verzichten und andere Lebensmittel, auf die er einmal allergisch reagiert hat oder die für ihre allergene Wirkung bekannt sind, möglichst meiden und nur vorsichtig und in Maßen konsumieren.

Für mich bedeutete jedoch die Wiederherstellung der Gesundheit auch, dass ich nicht nur auf Asthmasprays sondern auch auf das Cortisoninhalat verzichten konnte. Mein Ziel war es deshalb, das erreichte Gesundheitsniveau zunächst möglichst zu festigen, um dann durch einen eventuellen Rebound-Effekt wieder ein Umfallen

meines Körpers in Richtung Krankheit zu verhindern. Ich bemühte mich um neue Umstimmungsmethoden, d.h. um Methoden, die dem Körper signalisierten, dass ein neuer Schritt - nämlich das Absetzen des Cortisons - bevorstand.
Ich entschied mich dabei für drei Therapiemethoden:

1. Bioresonanzmethode
2. Akupunktur
3. Eigenbluttherapie

1. **Die Bioresonanzmethode** ist ein Verfahren, bei dem man die Schwingungen, die ein Stoff aussendet, misst, bestimmt und dann dem Körper über ein Kabel zuführt. Durch diese Schwingungen lernt der Körper, Stoffe zu akzeptieren. Grundlegend für diese Methode ist die Idee, dass jeder Stoff seine eigenen Schwingungen hat. Indem sich der Körper die Schwingungen merkt, reagiert er häufig allergisch, selbst wenn er den Stoff nur riecht oder sieht. Die Schwingungszufuhr bei der Bioresonanzmethode soll nun dieses Gedächtnis löschen. Es gibt zahlreiche Heilpraktiker, die die Methode in der einen oder anderen Art erfolgreich anwenden. Es soll nicht unerwähnt bleiben, dass zahlreiche Mediziner die Methode als „Hokuspokus" abtun.

2. **Die Akupunktur** wird seit vielen 1000 Jahren in China angewendet. Sie ist jedoch auch in Deutschland weit verbreitet. Früher haben fast ausschließlich Heilpraktiker diese Methode angewendet, da die Schulmedizin die Akupunktur als unwissenschaftlich abgelehnt hat. Das

System der Meridiane, die nach Vorstellung der Chinesen den ganzen Körper durchziehen, ist ebenso wenig schulmedizinisch beweisbar wie die Stauungen der Lebensenergie, die an gewissen Punkten im Körper zu Krankheiten führen können. Diese Stauungen der Lebensenergie, auch Chi genannt, können durch die Akupunktur wieder in Fluss geraten. Da die Akupunktur erstaunliche Erfolge aufweisen kann, wird sie heute auch in vielen Kliniken angewandt. Hier beginnt die Schulmedizin sich langsam von der Besessenheit, alles beweisen zu müssen, abzuwenden. Nicht, was beweisbar ist, hilft nämlich dem Patienten, sondern in erster Linie das, was ihn tatsächlich gesund macht. Manchmal können Dinge eben erst nach langer Zeit bewiesen werden. Kopernikus konnte im 16. Jahrhundert seine Theorie, dass sich die Erde um die Sonne dreht ja auch nicht beweisen. War sie deshalb falsch?

3. **Die Eigenbluttherapie** ist eine Therapie, von der die meisten Leser schon gehört haben werden. Der Heilpraktiker entnimmt aus der Armvene etwas Blut und spritzt dieses dann tief intramuskulär in Po oder Oberschenkel. Die Menge des Blutes und ob das Blut mit anderen Mitteln vermischt wird, z. B. mit Homöopathika, hängt von dem Behandler ab. Einige Bücher empfehlen die langsame Steigerung der Menge des eingespritzten Blutes, um den Körper nicht zu überfordern. Die Methode ist besonders geeignet für die Umstimmung des Körpers. Wie bei einer Impfung wird der Körper mit seinem eigenen Blut „geimpft", d.h. er muss sich mit eventuellen Antigenen oder Bakterien und sonstigen Eigenheiten,

die sein Blut ausmachen, beschäftigen. Man könnte also sagen, dass dem Körper ein Spiegel vorgehalten wird und sich weiter vorstellen, dass er dadurch lernen kann, was ihm fehlt, um wieder in sein Gleichgewicht zu kommen. Die drei oben dargestellten Methoden sind diejenigen, die ich im Herbst 2001 benutzte, um mein Gesundheitsniveau zu festigen. Die unterschiedlichen Schritte waren notwendig, um den Körper umzustimmen und um ihn wiederholt darauf aufmerksam zu machen, dass sich die Zeiten nun ändern würden. Wichtig war auch, ein neues Schema zu etablieren, das dem Körper erlaubt, aus seiner passiven Rolle hinauszukommen.

Der Körper beim Asthma bronchiale reagiert auf für ihn allergische Reize. Für Psyche, Körper und Seele bedeutet dies, dass sie durch äußere Einflüsse in ein Reaktionsmuster gezwängt werden, das dem Menschen im wahrsten Sinne des Wortes keine Zeit zum Atmen, d.h. keine Ruhe gönnt, selbst initiativ zu werden. Damit gerät die Person des asthmatisch erkrankten Menschen in eine Art Opferrolle, in der er keine Wahl mehr hat, außer zu reagieren. Zwischen den Reaktionsphasen (Darmentzündung, Heuschnupfen, Asthmaanfall, etc...) kommt es zur Erschöpfungsphase, also einem Zeitraum, in der der Asthmatiker / Allergiker besonders empfindlich für Infekte ist. Dieser in der Abbildung 6 dargestellte Zusammenhang erklärt auch nochmals, warum Asthmatiker sich fern halten müssen von Reizmitteln wie z.B. Alkohol, Kaffee, Tabakqualm und Milch. Sie gönnen dem Körper nicht die notwendige Ruhe, zumal dieser aufgrund seiner „Opferrolle" ohnehin abgelenkt ist und sich auf seine wirklichen Probleme nicht konzentrieren kann. Mit Anlehnung an die oben beschriebene Metapher in Bezug auf die Eigenbluttherapie könnte man sagen, der Körper hat keine Zeit mehr in den Spiegel zu schauen, um zu erkennen, was denn verkehrt läuft und was nicht.

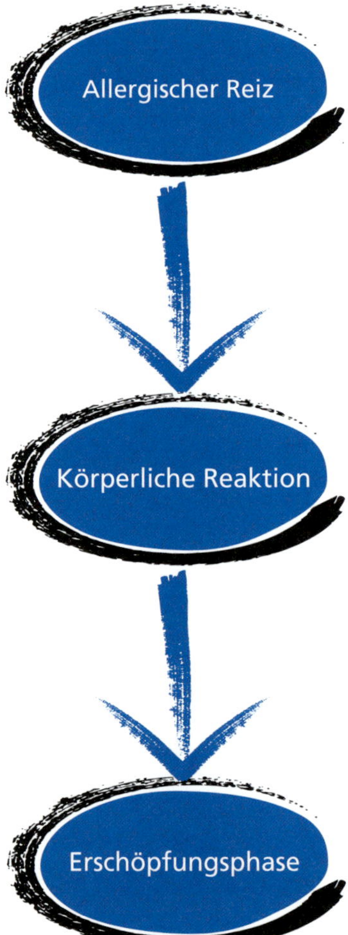

Abbildung 6 : Reiz-Reaktionsmuster beim Asthma bronchiale

Das dargestellte Reiz-Reaktionsmuster erklärt auch, warum Allergiker oft so erschöpft sind. Diejenigen, die durchschlafen können, brauchen oft bedeutend mehr Schlaf, um sich von den laufenden Allergieattacken erholen zu können. Entwickelt man das Muster logisch weiter, so kann man sich vorstellen, dass der Körper zwei Arten von Reaktionsweisen im Laufe des Lebens erlernt hat. Die erste Reaktionsweise führt dazu, dass er auf den wiederkehrenden Reiz anscheinend nur wenig reagiert. Das ist zum Beispiel bei den vier Nahrungsmitteln Milch, Schweinefleisch, Weizen und Zucker der Fall, die in **Teil 1** anhand der Tempelkonstruktion vorgestellt worden sind. An diese Lebensmittel hat der Körper sich so sehr gewöhnt, dass er zumeist starke allergische Werte im Blut aufweist, dass es aber nicht unbedingt zur allergischen Reaktion kommt. Nimmt der Körper jedoch ein Stoff auf, z.B. Baumwollsamenstärke aus Tabletten, so kann es zu einer sehr starken Reaktion kommen, obwohl der Körper diesen Stoff eigentlich noch gar nicht kennt, d.h. ihn nicht als Allergen kennen gelernt hat. Es ist durchaus denkbar, dass der Körper den Stoff toleriert hätte, wenn er nicht durch die allergisierende Wirkung der vier oben genannten Lebensmittel schon ein hohes allergisches Potential erreicht hätte.

Der Körper reagiert also auf Lebensmittel, die er mit ihrem allergischen Potential schon seit Kindesbeinen an kennt anders, als auf Allergene, die er erst später als für ihn schädlich erkannt hat. Hier kann es durch wiederholten Kontakt zu immer stärkeren allergischen Reaktionen kommen, selbst wenn z.B. eine Insektenstichallergie ursprünglich auf einer Unverträglichkeitsreaktion beruht. (Auch bei Nicht-Allergikern gibt es durch den Bienenstich eine Rötung und leichte Anschwellung der Haut). Kommt der Körper nun wiederholt mit dem Gift des Bienenstachels in Kontakt, so kann er jedes Mal heftiger reagieren. Die wenigsten Menschen kommen dann auf den Gedanken, von der Reaktion auf den Bienenstachel auf die Situation ihres gesamten Immunsystems und eventuelle Nahrungsmittelallergien zu schließen.

Viele Allergiker werden mit der so genannten Hyposensibilisierung behandelt. Dabei wird dem Allergiker ein Gemisch aus den Stoffen zugeführt, auf den sie allergisch reagieren. In meinem Fall waren dies z.B. Katzenhaare, Milben, Baum- und Gräserpollen. Ich machte die Hyposensibilisierung in den Jahren 1995 bis 1996 in Form von Spritzen und 1998 noch einmal in Tropfenform, d.h. durch orale Einnahme. Die Spritzen, die ich einmal wöchentlich bekam, waren sehr unangenehm, schmerzhaft und lösten heftige Reaktionen aus. Auch die Tropfenform fruchtete bei mir nicht und erhöhte meine Bereitschaft, auf Allergene zu reagieren eher noch zusätzlich.

Mit meinem heutigen Wissen würde ich in eine Hyposensibilisierung auch nicht mehr einwilligen. Sie „gewöhnt" den Körper ja nur an die Allergene, wie z.B. auch eine Gewöhnung an die vier Nahrungsmittel, die ich in der Tempelkonstruktion aufgelistet habe, von Kindesbeinen an gewährleistet sein kann, ohne dass dadurch aber das Potential des Körpers, allergisch zu reagieren, vermindert ist. In dieser Hinsicht kann also auch eine „erfolgreiche" Hyposensibilisierung nichts anderes sein als eine Verschiebung der Symptomatik auf andere Allergene. Außerdem entspricht die Hyposensibilisierung dem beschriebenen Reiz-Reaktionsschema. Der Körper bleibt in seiner Opferrolle, in der er nur reagieren kann oder langsam die Lust an der Reaktion verliert, ohne aber wirklich zu gesunden.

Wie aber führt man den Körper aus dem Reiz-Reaktionsmuster heraus? Ich entschloss mich im Herbst 2001 meinem Körper rechtzeitig vor dem Absetzen des Cortisons mit den notwendigen Informationen zu versorgen, um Allergien abwenden zu können. Durch die Kombination von Akupunktur und Einläufen konnte ich Atembeschwerden nicht nur coupieren, sondern ich war auch in der Lage, ihnen auf natürliche Weise vorzubeugen. Regelmäßige Akupunkturwochen hatte ich bereits seit dem Sommer 2001 eingelegt. Hierbei stach ich mir die Akupunkturnadeln neben den Fingernagel des Daumens und zwar immer in die Seite, die dem Zeigefinger zugewandt ist. Stellt man sich den Daumennagel als Quadrat vor, so ist es jeweils der Hautbereich neben der unteren, dem Zeigefinger zugewandte Ecke, in der der Einstich der Nadel zu einer Verbesserung der Atmung führte.

Einen weiteren Einstichpunkt fand ich am dritten Wirbel des Brustbeins. Dieser Punkt schmerzt viele Asthmatiker. Für den Fall, dass man Angst vor dem Einstich der Nadel hat, ist es ebenfalls möglich, diesen Punkt zu massieren bzw. durch Druck entsprechend der Akupressur zu bearbeiten. Ich begann mit der Akupunktur, nach dem ich gelesen hatte, dass in China schon Grundschüler lernen, sich mit Akupunkturnadeln selbst zu behandeln. Auch wenn ich noch nie Probleme mit der Handhabung von Akupunkturnadeln hatte, möchte ich meine Leser bitten daran zu denken, dass abgebrochene Akupunkturnadeln im Körper nur schwer wieder zu finden sind und zu einer Einlieferung ins Krankenhaus führen. Wenn eine Nadel abbricht, darf man sich nicht mehr bewegen, da sie sonst unter Umständen nicht mehr gefunden werden kann. Es bietet sich also an, Akupunktur mit Vorsicht zu betreiben und gegebenenfalls lieber einen Akupunkteur aufzusuchen. Als letztes möchte ich die beiden Atempunkte erwähnen, die sich am Rücken links und rechts der Wirbelsäule etwa auf Höhe der Schulterblätter befinden. Diese Punkte schmerzen oft, sind gelegentlich aber nur schwer zu finden. Eine Massage der Punkte durch z.B. einen Familienangehörigen führt jedoch oft zur unmittelbaren Atemerleichterung. Mir ist aufgefallen, dass Akupunktur bei mir immer auch eine Langzeitwirkung hat, sodass zwei Wochen Nadelnsetzen bei mir zu einer deutlichen Stärkung des Allgemeinbefindens führte. Ich wiederholte diese „Kur" alle drei Monate.

Durch Akupunktur lernt der Körper schon vor der Ankunft der Allergene durch die Stimulanz der Nadeln sich mit sich selbst zu beschäftigen. Die Aktion (nämlich die Beschäftigung mit sich selbst und die damit verbundene Stärkung des Allgemeinbefindens) verhindert das spätere allergiebedingte Reagieren.

Die Eigenbluttherapie, die ich im Oktober 2002 begann,

hatte genau dies zum Ziel: Mein Körper sollte durch steigende Dosen des injizierten Eigenblutes (zunächst 0,5 ml; später 2,5 ml) vermischt mit Vitamin C zum Umdenken bewegt werden. Gleichzeitig sollte es zu einer Stärkung des Immunsystems kommen. Ich wollte verhindern, dass ein Absetzen des Cortisons zu einem Reboundeffekt und damit zu einem Rückfall in das Reiz-Reaktionsschema führen würde. Ich hatte Angst, erneut unter starken Allergien leiden zu müssen. Dies hätte nicht nur meinen Plan, das Cortisonspray abzusetzen, zunichte machen können, sondern hätte unter Umständen auch zu einem erneuten Einsatz von Asthmasprays führen können, die ich doch nun seit langer Zeit nicht mehr nötig hatte. Seit Februar 2002 hatte ich, gemessen an der Inhalierung von 2 x 2 Hub Broncho®Spray / Tag, die ich über viele Jahre hinweg nehmen musste, 960 Hub Asthma-Spray bzw. fast 5 ganze Sprays, wenn man von 200 Hub pro Spraydöschen ausgeht, eingespart. Dieser Erfolg durfte nicht gefährdet werden.

Neben der Akupunktur und der Eigenbluttherapie entschloss ich mich außerdem, die Bioresonanztherapie auszuprobieren. Ich erinnerte mich an meine Zeit am Max-Planck-Institut in Köln, wo mir ein Kollege einmal von dieser Therapie berichtet hatte.

Ich fand die Vorstellungen, mit Schwingungen Allergien heilen zu können, zu schön um wahr zu sein. Aber ich hatte früher ja auch das Absetzen meines Asthmasprays nicht für möglich gehalten, und so begann ich mit der Therapie. Was ich nicht gewusst hatte war, dass mit der

Bioresonanzmethode in Kombination mit der Akupunktur auch Diagnostik betrieben werden konnte.

Der mich behandelnde Arzt, ein ehemaliger Oberst, der sein Handwerk bei der Bundeswehr gelernt hatte, verband die Bioresonanztherapie mit der Ohrakupunktur. Er machte mich darauf aufmerksam, dass ich Palladium in einer meiner Goldfüllungen in einem Backenzahn habe, was mir zu schaffen machen würde. In der Tat hatte ich immer Schmerzen an diesem Zahn. Außerdem sagte er mir, ich würde immer noch unter einer Amalgambelastung leiden, obwohl ich zu diesem Zeitpunkt gar kein Amalgam mehr im Körper hatte.

Die Bioresonanzsitzungen taten mir sehr gut. Nachdem ich mir von meinem alten Zahnarzt eine Übersicht über das von ihm verwendete Material in meinen Zähnen hatte schicken lassen, staunte ich nicht schlecht. In der Tat hatte ich in dem von meinem Arzt ausgetesteten Zahn ein minderwertiges Goldinlay mit Palladium, obwohl alle anderen Inlays kein Palladium enthielten. Durch die Ohrakupunktur wurden mir parallel zu den Schwingungen, die in meinen Körper übertragen wurden, Schmerzen an meinen Zähnen genommen. Ich spürte auch ein Rumoren im Bauch und fühlte mich zunehmend besser. Ich hatte die Bioresonanztherapie, die hier Bicomtherapie genannt wurde, für mich entdeckt.

Diese unterschiedlichen Therapiemethoden führten zu einer Festigung meines Gesundheitszustandes. Durch mein in **Teil 1** aufgestelltes Vitaminprogramm, das ich bis zu diesem Zeitpunkt kaum verändert hatte, führte ich meinem Körper außerdem zahlreiche Vitalstoffe zu. Bereits zu diesem Zeitpunkt reagierte er viel weniger aggressiv auf Allergene. Vor allem das Weglassen von Milch, Schweinefleisch und Zucker sowie von Farbstoffen und Geschmacksverstärkern hatte dazu geführt, dass mein Körper jetzt immer längere Entspannungsphasen zwischen den mittlerweile als leicht zu bezeichnenden allergischen Problemen hatte. Ich nutzte aber diese Entspannungsphasen, in denen der Körper nun weit weniger erschöpft war, als früher, um die drei unterschiedlichen Therapien durchzuführen, um so meinen Körper in seinem Heilungsprozess zu unterstützen. Jetzt agierte ich. Aus dem Muster „Allergische Symptomatik - Reaktion des Körpers - Medikament" wurde nun das Muster „Therapiesitzung - Gewollte Reaktion des Körpers". Bereits ab Dezember 2001 konnte ich zum ersten Mal wieder Zwiebeln und Knoblauch essen.

2. Cortisonfrei mit 30 Jahren

Am 31.12.2001 feierte ich in Saas-Fee meinen 30. Geburtstag. Es war herrlich. Ich hatte mich auf den Weg nach Saas-Fee gemacht, da das Städtchen aufgrund seiner Höhe die ideale Umgebung für einen milbenfreien Urlaub bietet. Wohlweislich hatte ich mein eigenes Deckbett mitgebracht, um einer Belastung durch Bettfedern zu meiden. Ich hatte mich bereits am 26.12.2001 auf den Weg gemacht. Wir wollten mindestens 10 Tage in den Bergen verbringen, um meinem Körper ausreichend Zeit zu geben, um sich zu entspannen. Der Urlaub war recht teuer für zwei Personen in der Ausbildung. Außerdem hatten wir kein preisgünstigeres Ziel mehr buchen können - der Urlaub war von mir sehr kurzfristig gebucht worden. So hatten wir nur noch etwas im schönen und recht teuren Saas-Fee gefunden, wo wir den ganzen Tag Ski fuhren und die Abende im Schwimmbad der Gemeinde verbrachten.

Der Grund für unseren spontanen Urlaub lag in einer Überlegung, die ich Ende November traf. Ich erinnerte mich nämlich an meinen Kuraufenthalt in der schweizer Hochgebirgsklinik in Davos, in der ich mich mit 16 Jahren aufgrund meines Asthma bronchiale für vier Wochen aufhalten durfte. Damals hatte ich Ekzeme an Armen und Beinen bekommen und diese auf die Saunaanlage in Davos zurückgeführt. Ich dachte schlichtweg, ich wäre mit einem Pilz oder etwas ähnlichem in Berührung gekommen. Nach meiner Rückkehr blieben die Ekzeme eine Weile, bevor sie wieder verschwanden. Gleichzeitig hatte ich eine deutliche Verbesserung meiner Atemprobleme verspürt, die jedoch nach etwa zehn Monaten nachgelassen hatte. Ich brachte diese Erinnerung nun in Zusammenhang mit meinen bisher gemachten Erfahrungen und erinnerte mich dabei an den Prozess der Gesundung beim Allergiker, den ich in **Teil 1** bereits besprochen habe.

Was wäre also, wenn die Ekzeme, die ich in Davos bekam, die ersten Schritte eines Heilprozesses waren? Hatte der behandelnde Arzt damals nicht selber gesagt, dass dies manchmal passiert, nämlich dass Ekzeme erst in der Höhe „herauskommen". Da hatte er sich geirrt. Dieses „Herauskommen" ist nämlich der erste Schritt zur Heilung. Ich wollte wieder in die Klinik nach Davos, jedoch gelang es mir nicht. Kuraufenthalte werden in der Regel nur noch in Deutschland genehmigt, und hier gab es keine Kurklinik in der für mich ausreichenden Höhenlage. Die Kuren, die ich hätte machen können, wären reine Zeitverschwendung gewesen!

Ich musste mir also Geld leihen und schnellstmöglich ins Hochgebirge auf eine vergleichbare Höhe fahren, um meinen Gesundungsprozess weiter nach vorne treiben zu können.

Bereits nach 5 Tagen Aufenthalt aß ich am 31.12.2001, an meinem 30. Geburtstag ein Käsefondue, wie ich es früher bis zum Eintreten meiner Käseallergie immer getan hatte. Ich war immer davon ausgegangen, dass man alles, was „man" bis zu seinem 30. Lebensjahr nicht lernt, nicht mehr lernen würde. Das sehe ich heute natürlich anders. Nun schien sich ein Traum zu erfüllen: Ich aß an meinem 30. Geburtstag ein Käsefondue, ohne Probleme zu bekommen. Doch das viel Unglaublichere passierte 2-3 Tage später, als ich bemerkte, dass ich ganz vergessen hatte, mein Cortisoninhalat einzunehmen. Ich war verunsichert. Sollte ich es jetzt schon absetzen, einfach so? Mir ging es atemtechnisch prima. Ich hatte allerdings keine Notfallmedikamente dabei. Diese hatte ich mir besorgt, falls es in Anschluss an das Absetzen des Cortisons zu einem Rebound-Effekt kommen würde. Zu ihnen zählten Solosin®-Trinkampullen, Spiropent®-Tropfen und ein Asthmaspray. Ich wollte kein Risiko eingehen. Jetzt schien sich das Problem jedoch von selbst erledigt zu haben. Ich beschloss, bis zu meiner Rückkehr am 7. Januar nach Bonn - Bad Godesberg zunächst kein Cortison mehr einzunehmen und mir dann weitere Gedanken zu machen. So genoss ich die letzten Tage meines Urlaubs.

Zurück in Bonn nahm ich immer noch kein Cortison ein. Ich war nun noch viel mehr als früher in der Lage festzustellen, was mein Körper essen wollte und was nicht. Ich hatte einen herrlichen Urlaub verbracht und wusste nun ganz sicher, dass ich ein „Hochgebirgs-Typus" war. Es gibt auch Allergiker, bei denen der Aufenthalt an der See ähnliche Effekte mit sich bringt, sodass sie also plötzlich vieles essen können „wie früher" und eine deutliche Besserung ihrer allergischen Beschwerden verspüren. Diese Wirkung hatte das Hochgebirge auf mich und ich wusste, ich würde nun versuchen, einmal jährlich in die Höhe zu fahren, um meinen

Gesundheitszustand dauerhaft zu festigen, sofern es die Zeit und die finanziellen Mittel erlauben würden. In der Tabelle sind nun drei unterschiedliche Typen von Allergikern gelistet, die von jeweils unterschiedlichen klimatischen Bedingungen erheblich profitieren können.

	Landschaft	Effekt
Typus 1	Hochgebirge	Gesundheitsverbesserung bei einer Höhe von über 1.600 m, u.a. durch Karenz von Pollen und Milben
Typus 2	Meer	Gesundheitsverbesserung am Meer, besonders auch der Haut
Typus 3	Flachland	Verbesserung beim Verlassen der Höhenlage oder des Meerreizklimas

Tabelle 5 :
Unterschiedliche Klimabedingungen und Genesungsvoraussetzung bei Asthma und Allergien nach Typen

Entsprechend der Tabelle wird es also unter meinen Lesern auch jene geben, die nicht zum Typus 1 gehören, dem das Hochgebirge zuträglich ist, sondern zum Typus „Meeresklima", die ich als Typus 2 bezeichnen möchte. Andere wiederum leben schon in den Bergen oder am Meer und fahren regelmäßig ins flache Hinterland, um ihrem Körper ein anderes, reizärmeres Klima zu gönnen bzw. überlegen sich jetzt, dies zu tun. Dies sind die Allergiker des Typus 3. Auf einer meiner Reisen erzählte mir eine schweizer Dame aus dem Engadin, dass einige schweizer Kantone ihre Kranken hinunter ins Flachland schicken würden, um sie dort zu kurieren, da die Höhenlage nicht für alle Personen auf Dauer geeignet sei. So bleibt es an jedem selbst für sich festzustellen, welcher Landschaftstypus er ist und in welcher der jeweiligen Landschaften er eine unmittelbare Besserung seiner Beschwerden nach nur kurzer Zeit erfährt. Wichtig ist hier darauf zu achten, dass die jeweilige Schlafumgebung den Notwendigkeiten des Allergikers entspricht. So sollte man entsprechend der Erfahrungen des Autors nicht in wenig frequentierte Privatquartiere fahren, die eine hohe Staubbelastung, alte Matratzen und am Ende noch eine Schimmelpilzbelastung oder gar über Umluftanlagen verfügen. Dies gilt es vorab mit dem jeweiligen Eigentümer bzw. gegebenenfalls Hotelbetrieb abzuklären. Übrigens: die Jahreszeit ist bei den geplanten Aufenthalten im Regelfall nicht ausschlaggebend. Ich empfehle für die geplanten Aufenthalte vor allem Deutschland, Österreich oder die Schweiz.

Im Januar war ich nun cortisonfrei. Doch schon nach zwei Wochen bekam ich starken Auswurf beim Husten. Ich hatte dies auch schon früher gehabt, wusste aber, dass Auswurf von allergischen Reaktionen in der Regel weiß ist und nicht gelblich, bräunlich oder grün. Ich wollte auch kein Risiko eingehen, so dass ich zu meiner Hausärztin ging und sie um eine Analyse meines Sputums bat, wie man den Auswurf medizinisch nennt. Ich musste dazu zwei Sputumproben abgeben, die eingeschickt wurden. Mir war klar, dass durch das jahrelange Benutzen des Cortisoninhalates meine Schleimhäute in den Bronchien geschwächt waren. Die normalen Keime, die in jedem Respirationstrakt, also Atemtrakt, zu finden sind, mussten im Laufe der Zeit durcheinander gekommen sein. Meine Vorsicht sollte belohnt werden.

In der Sputumprobe fand sich der Keim *Stenotrophomonas maltophilia* zusammen mit Sporen des Pilzes *Candida albicans*. Jetzt war guter Rat teuer. Das Bakterium Stenotrophomonas maltophilia gehört zur Gruppe der grammnegativen, aeroben Bakterien und kommt fast überall in der Natur (Gewässer, Boden, Tiere, Pflanzen) vor, vor allem aber auch im Krankenhaus in Infusionslösungen oder in medizinischem Gerät.

Für eine nosokomiale Infektion, also eine im Krankenhaus erworbene Infektion, sprach einiges, zumal ich einige Monate zuvor kurze Zeit in einer Zahnklinik verbracht hatte. Hinzu kam, dass auch Candida Albicans oft bei Krankenhausaufenthalten eine geschwächte Schleimhaut befallen kann. Ich erinnerte mich, dass der Schleimhautbefall von Candida Albicans außerdem eine Nebenwirkung der Einnahme des Cortisoninhalates sein konnte.

Jetzt, im Laufe des Prozesses der Gesundung, schien sich nicht nur die Allergie Schritt für Schritt zurückzuziehen, sondern es schienen auch die eigentlichen Schwächen meines Körpers zum Vorschein zu kommen. Schon zwei Monate später - ich hatte durch eine konsequente Diät und Antibiotika-Therapie das Bakterium und die von ihm ausgelöste Bronchitis überwunden - bekam ich wieder Auswurf. Eine erneute Sputumprobe erwies, dass es diesmal ein anderer Erreger war, der ebenfalls im Erdreich vorkommt. Auch hier half die Antibiotika-Therapie.

Ich war in eine seltsame Situation geraten. Aus der Freude, kein Cortison mehr nehmen zu müssen, war der Zwang entstanden, kein Cortison mehr nehmen zu dürfen. Denn Cortison kann zur starken Vermehrung von Bakterien und Pilzen führen. Ich war mir bewusst, dass es mit den sich wiederholenden bakteriologischen Infekten etwas auf sich hatte. Zunächst musste ich aber lernen, meinen Körper vor den Nebenwirkungen zu schützen, die die Gabe von Antibiotika nach sich zog. Außerdem wollte ich sichergehen, dass die Pilze in meiner Lunge nicht eine Folge von einem Pilzbefall meines Darms waren. In der Literatur liest man immer wieder vom Befall des Darmes infolge einer gestörten Darmflora. Dieser Pilzbefall kann sich dann auch auf andere Organe des Körpers ausweiten.

Hinzukam, dass ich nicht hundertprozentig wusste, ob ich mir Bakterium und Pilze im Krankenhaus eingefangen hatte, die erst jetzt, einige Monate später infolge der Umstellungsphase meiner Schleimhäute im Respirationstrakt zu wachsen begonnen hatten. Ich musste auch von anderen Infektionsquellen ausgehen. Im Februar, direkt nach der ersten bakteriellen Infektion meiner Atemwege, hatte ich meinen Luftbefeuchter ausgestellt und auf den Müll geworfen. Wie schon in **Teil 1** dieses Buches erwähnt, kenne ich keinen Luftbefeuchter, den ich guten Gewissens empfehlen kann. Dann entschloss ich mich, die Wärmerückgewinnungsanlage im Haus meiner Eltern, in dem ich im Untergeschoss eine Einliegerwohnung bewohnte, auszustellen.

Über diese Anlagen berichtete ich bereits. Ich hatte im Februar 2002 das Gefühl, dass die Luftumwälzung und die angesaugte Luft, die von außerhalb des Hauses kam und durch ein Rohrsystem in die einzelnen Zimmer gelangte, Schuld an gelegentlichen plötzlichen Atembeschwerden haben könnte, unter denen ich manchmal litt. Am Tag vor Karfreitag 2002 passierte jedoch ein Fehler. Die Anlage war ohne mein Wissen angeschaltet worden. Schon beim Frühstück bekam ich Atemprobleme, wie ich sie gar nicht mehr kannte. Was hatte das zu bedeuten? Ich hatte seit Monaten keine Maisstärke gegessen und reagierte auf andere Allergene so gut wie gar nicht mehr. Ich war deprimiert. Trotzdem holte ich mir einen Stuhl, stieg auf ihn und befühlte eines der Belüftungsrohre, dessen Öffnung in der Decke des Wohnzimmers angebracht war. Ich entdeckte durch den Luftzug, dass die Anlage angeschaltet war, aber es war bereits zu spät. Schon am selben Abend hatte ich eine Bronchitis mit Auswurf. Ich war niedergeschlagen: Ich würde wieder eines Antibiotikums bedürfen. Da gegenüber unserem Haus ein Neubau entstand, kombinierte ich, dass die Bakterien sehr wohl aus aufgewirbeltem Erdreich über die Wärmerückgewinnungsanlage ins Innere des Hauses gelangt sein konnten.

3. Darmsanierung

nach Antibiotika-Gebrauch und Candida Albicans

Die Einnahme von Antibiotika dient der Zerstörung von Bakterien. Leider werden dabei auch Bakterien in Mitleidenschaft gezogen, die im Darm des Menschen leben und die wichtige Aufgaben beim Verdauungsprozess übernehmen. Da ich fest davon überzeugt bin, dass alle Allergien im Darm ihren Ursprung haben, lag mir eine intakte Darmflora besonders am Herzen. Da Antibiotika auch die gesunden Darmbakterien dezimieren, kann dies zu einer Ausweitung von Pilzen, wie Candida Albicans führen. Man muss sich also die Darmflora als ein Gewirr von Bakterien und natürlich vorkommenden Pilzen vorstellen, bei dem die Beseitigung einiger Bakterienstämme zu der Dominanz anderer führt. Darüber hinaus können sich Pilze umso besser ausbreiten, je mehr die Darmflora durch Antibiotika geschwächt wird.

Ich begann also, mit der Antibiotika-Einnahme vor allem Früchte zu essen und Brot und Mehlspeisen zu meiden. Gleichzeitig nahm ich ein Anti-Pilz-Medikament ein, dessen Wirkstoff Nystatin bei der Beseitigung von Pilzen hilft. Nach der Einnahme beider Medikamente und der strengen Ernährung, die ich mit hohen Dosen Vitamin C und Zink kombinierte, waren bei einem erneuten Sputum-Test keine Bakterien und keine Pilzstämme mehr nachweisbar.

Ich begann nun, mit Hilfe von Darmspülungen und der

oralen Zufuhr von Darmbakterien - in diesem Falle mit Hilfe des Präparates Mutaflor® meine Darmflora aufzubauen.

Bereits nach kurzer Zeit hatte ich wieder eine intakte Darmflora. Das gleiche Procedere musste ich noch einmal nach Ostern nach der erneuten Gabe von Antibiotika über mich ergehen lassen. Diesmal nahm ich das Antipilzmittel Nystatin in flüssiger Form zu mir und begnügte mich mit einer geringen täglichen Dosis. Nach kurzer Zeit funktionierte meine Verdauung wieder reibungslos und ich blieb auch nach diesen beiden Bronchitiden vom Januar und März 2002 cortisonfrei. Zu diesem Zeitpunkt überlegte ich, welche weiteren Maßnahmen im Interesse meiner Gesundheit getroffen werden mussten. Mir wurde klar, dass die Auseinandersetzung mit Bakterien einer der Schwachpunkte meines Körpers war. So begann ich zu laufen. Ziel dabei war es, zunächst kurze Strecken zu laufen und dann langsam meine Laufdauer zu steigern. Ich wollte mich täglich mit 30 Minuten begnügen. Diesen leichten Sport hatte ich mir gewählt, um meine Bronchien belastbarer zu machen. Ich erhoffte mir so, die Selbstheilungskräfte meines Körpers zu motivieren, meine Schleimhäute abzuhärten und die Belastbarkeit der Bronchien zu erhöhen.

Trotz Pollensaison lief ich täglich ohne Beschwerden und konnte sogar - als ehemaliger Belastungsasthmatiker - mein Nahrungsergänzungsmittel DMG, das ich seit etwa einem Jahr bei körperlichen Anstrengungen eingenommen hatte, zur Seite legen. Ich fühlte mich prächtig.

Gleichzeitig begann ich, mir Gedanken über die Ursache der Allergien zu machen. Mir war klar, dass allergische Reaktionen durch die Proteine im Körper ausgelöst werden. Proteine bestehen aus Aminosäureketten, die im Körper durch eine Vielzahl von Enzymen gespalten werden. Genauso gibt es aber Enzyme, die Kohlenhydrate und Fette bei der Verdauung so spalten, dass sie vom Körper im Darm verarbeitet werden können und ins Blut aufgenommen werden.

Seit längerer Zeit aß ich unglaubliche Mengen von Ananas, einer Frucht, die über 200 Enzyme enthält, und somit für den Körper von außergewöhnlicher Bedeutung sein kann. Ich fühlte mich sehr wohl durch den Verzehr von frischer Ananas. Gleichzeitig nahm ich nach wie vor Zink zur Stärkung der Abwehrkräfte. Zink wird jedoch auch zur Stimulierung der Bauchspeicheldrüse eingesetzt, also zur Pflege des Organs, das für die Produktion zahlreicher Verdauungsenzyme zuständig ist.

In einem Buch hatte ich gelesen, dass Allergien auch dadurch entstehen können, dass der Darminhalt, sprich das Essen, zu lange Zeit im Darm ist, weil es nicht richtig verdaut werden kann. Was wäre also, wenn die Verdauungsfähigkeit des Menschen für die Genese von Allergien entscheidend wäre? Ich erinnerte mich, dass mein Akupunkteur außerdem eine Blockierung meiner Bauchspeicheldrüse infolge des Palladium-Inlays in meinem Backenzahn ausgetestet hatte. Ich hatte also ohnehin

Grund, davon auszugehen, dass meine Bauchspeicheldrüse etwas träge war. Außerdem konnte ich mir gut vorstellen, dass Stress und die Belastung mit Schwermetallen, also z.B. Quecksilber aus Amalgam-Plomben, die Aktivität der Enzymproduktion beeinflusste. Wurden aber nicht genug körpereigene Enzyme hergestellt, so musste dies bedeuten, dass der Speisebrei im Darm nicht ausreichend „zerlegt" würde und so zu große Proteinteile im Blut aufgenommen würden. Bei dem wiederholten Kontakt mit dem Blut würde der Körper dann allergisch auf das Nahrungsmittel reagieren, das er nicht in seine kleinsten Bestandteile zerlegen konnte.

Allergien würden also dann durch Enzymmangel erklärbar sein, wenn zumindest eines der vier Nahrungsmittel der Tempelkonstruktion, also Milch, Schweinefleisch, Zucker und Weizen, vom Körper nicht ausreichend aufgespalten werden kann. In dieser Hinsicht wären Allergien also nicht Reaktionen auf bestimmte Stoffe sondern lediglich auf zu große Bestandteile dieser Stoffe, die ins Blut gelangen und den Körper deshalb irritieren.

Ich wurde nachdenklich. Ich versuchte, mir mehr Informationen über Enzyme zu besorgen und begann, mich über ihre therapeutische Verwendung eingehend zu informieren. Am auffälligsten war die Behandlung von rheumatischen Erkrankungen mit Enzymen. Ich hatte gehört, dass man bei Rheuma durch die Gabe von Enzymen erstaunliche Erfolge erzielte. Da Rheuma ein chronisch entzündlicher Prozess vor allem der Gelenke ist, dachte ich über die Parallele zum Asthma nach. Auch bei Asthma handelt es sich ja um einen chronisch-entzündlichen Prozess. Ich war aufgeregt. Sollte die Einnahme von Enzymen wirklich solch hervorragende Effekte auf meinen Körper haben?

Noch im Februar, ich hielt mich gerade bei Freunden in Berlin auf, begann ich mit der Einnahme von Enzymen. Doch ich sollte enttäuscht werden: Die von mir in einer Apotheke erstandenen Enzyme bekamen mir nicht. Ich hatte ein Produkt gewählt, das Pankrease, also jenes Enzym, das für die Zerlegung von Proteinen zuständig ist, enthielt. Gleichzeitig enthielt es - wie so viele Arzneimittelprodukte des deutschen Marktes - künstliche Farbstoffe. Außerdem wurde die Pankrease aus der Bauchspeicheldrüse des Schweins gewonnen - also einem der Lebensmittel, die an der Genese von Allergien beteiligt sind. Das war natürlich nicht ideal. Ich suchte nach einem Produkt, das möglichst kein Schwein enthielt, frei war von Farbstoffen und auch andere Enzyme, wie z.B. Lactase und Protease, enthielt. Die meisten deutschen Arzneimittel enthalten Farbstoffe, Maisstärke und lediglich eine Art von Enzym. Ich wusste aber, dass für die Zerlegung des Speisebreis im Verdauungstrakt verschiedene Enzyme Verwendung finden mussten. So hatte ich nun eine klare Vorstellung von dem Produkt, das ich suchte.

Es dauerte einige Zeit, bis ich zwei unterschiedliche Produkte ausprobieren konnte, die beide aus dem Ausland stammten. Das eine enthielt sechs unterschiedliche Enzyme, die aus Pilzen und aus der Papaya-Frucht gewonnen wurden. Das andere enthielt acht Enzyme, von denen Pankrease allerdings wiederum aus der Pankrease vom Schwein stammte. Beide Produkte probierte ich aus. Ich nahm sie im Wechsel und zwar einmal täglich. Außerdem aß ich zusätzlich jeden zweiten Tag frische Ananas. Ich bin von der unterstützenden Wirkung dieser „Therapie" und ihrer besonderen Bedeutung bei der Behebung von Allergien nach wie vor überzeugt. Enzyme werden mittlerweile bei entzündlichen Erkrankungen wie z.B. Zahnleiden oder auch Rheuma eingesetzt. Ich bin deshalb zuversichtlich, dass zukünftig die Einnahme von Enzymen verstärkt bei der Therapie des Asthma bronchiale und bei Allergien generell Anwendung finden wird. Angehörige meiner Familie, die unter Rheuma leiden, haben große Erfolge durch die Einnahme der Enzyme erzielt, weshalb ich zuversichtlich bin, dass diese Therapie auch für andere entzündliche Prozesse von Vorteil ist.

Während meines Berlin-Aufenthaltes verbrachte ich einige Zeit in den Cafés rund um den Zions-Kirch-Platz in Berlin Mitte. Beim Frühstück in einem der zahlreichen Cafés überlegte ich mir, welche Schritte ich unternehmen konnte, die natürliche Produktion meiner körpereigenen Enzyme anzuregen. Wie konnte ich meine Bauchspeicheldrüse stärken? Ich erinnerte mich daran, irgendwo gelesen zu haben, dass Schwermetalle die Tätigkeit der Bauchspeicheldrüse behindern konnten.

Obwohl ich kein Amalgam mehr in meinem Körper hatte, wusste ich, dass die Halbwertszeit von Quecksilber 18 Jahre betrug. Das bedeutete, dass das Quecksilber, was aus den Amalgamfüllungen im Laufe der Zeit ausgetreten war, auch weiterhin in meinem Körper vorhanden sein würde. Auch ein Test mit Hilfe der Bioresonanz hatte darauf hingedeutet.

Ich wollte also das Quecksilber in meinem Körper loswerden. Doch welche Möglichkeiten gab es, um dies zu erreichen? Ich begann zu lesen und sprach mit meinem Akupunkteur und einem Zahnarzt, den ich über das Internet gefunden hatte, und der selbst für alternative Heilmethoden ein offenes Ohr hatte. Sie brachten mich auf die Idee, Algen für die Entgiftung von Quecksilber einzusetzen. In Algenprodukten, z.B. hergestellt aus der Süßwasseralge Chlorella, sind Stoffe enthalten, die Quecksilber an sich binden können, indem sie so genannte Chelate, also Verbindungen mit dem Quecksilber eingehen, so dass dieses dann ausgeschieden werden kann. Ich besorgte mir unterschiedliche Algenprodukte und probierte sie nacheinander aus. Sie bekamen mir nicht besonders. Außerdem bezweifelte ich, dass eine "schnelle Entgiftung" mit den Algenpräparaten durchführbar war.

Mittlerweile hatte ich gelesen, dass Amalgam-Plomben für viele Allergien verantwortlich gemacht werden. Ich fragte in meiner Umgebung umher und stellte fest, dass alle jungen Menschen, die ich kannte und die eine chronische Krankheit hatten, solche Plomben in ihrem Mund hatten. Und zwar im Durchschnitt über acht an der Zahl. Sicherlich kann man hierdurch keine wissenschaftliche Aussage treffen. Mit der Methodik, die ich am Max-Planck-Institut während meinen Forschungen gelernt hatte, würde man dies als selektive Wahrnehmung bezeichnen, d.h. dass die Tatsache, dass alle Personen mit chronischen Krankheiten über acht Amalgamfüllungen haben, durchaus eine zufällige Beobachtung sein konnte. Doch es fiel mir auf, dass Personen, die keinerlei gesundheitliche Probleme haben, die ich also als zu den „Gesündesten" meiner Freunde und Bekannten zähle, kein Amalgam im Mund hatten.

Ich beschloss, einen Plan zur Entgiftung meines Körpers aufzustellen. Mir waren homöopathische Mischpräparate, also Mittel, die aus mehreren homöopathischen Substanzen bestehen, zur Entgiftung empfohlen worden. Ich war mir jedoch nicht sicher, ob ihr Einsatz wirklich vernünftig war. Zunächst suchte ich nach geeigneten Vitalstoffen, die ich in mein Nahrungsergänzungsmittel-Programm aufnehmen konnte. Glutathion und Taurin sind zwei Aminosäuren mit entgiftender Wirkung. Ich begann, sie regelmäßig einzunehmen. Dass Glutathion darüber hinaus eine positive Wirkung für das Lungengewebe hat, war mir zunächst nicht bekannt und sollte sich erst später herausstellen. Ich nahm Glutathion zusammen mit Vitamin C täglich ein. Taurin nahm ich ebenfalls täglich nach dem Frühstück zu mir. Es sollte nicht auf leeren Magen genommen werden, da es dann zu Bauchschmerzen führen kann.

Neben den beiden Aminosäuren, die meine Entgiftung einleiten sollten, begab ich mich auf die Suche nach chemischen Stoffen, die in der Medizin zur Entgiftung von Quecksilber eingesetzt werden. Ich fand den Wirkstoff, der abgekürzt mit DMPS bezeichnet wird. Es gibt ihn in Kapselform maisfrei nur von der Firma Mercurival. Dass eine Kapsel etwa 30 Euro kostet, schien mir ziemlich happig, jedoch wollte ich ohnehin nur drei Kapseln in einem Zeitraum von neun Monaten zu mir nehmen. Ende Februar tat ich dies das erste Mal. Ich nahm mir den ganzen Abend und nächsten Tag frei und schluckte die Kapsel. Anschließend trank ich Unmengen von Wasser und Fruchtsäften. Ergänzend nahm ich einige wenige Süßwasseralgentabletten ein und ernährte mich für einige Tage vor allem von frischem Obst. Schade war nur, dass ich mich bei Thunfisch nun zurückhalten musste, denn er ist für seinen hohen Quecksilbergehalt bekannt. Dabei esse ich Thunfisch so gerne!

Die Anwendung von DMPS ist nicht ohne Gefahren, denn es können - wie im Beipackzettel beschrieben - Nebenwirkungen eintreten, die unter anderem den Herzmuskel beeinträchtigen. Es wäre deshalb nicht verkehrt, die Entgiftung zusammen mit einem Arzt durchzuführen, um mögliche Gefahren und Schrecken nach der Einnahme der Kapsel auszuschließen. Außerdem gibt es Urintests, die Sie bei ihrem Arzt oder Heilpraktiker durchführen lassen können und die teilweise Aussagen über Ihre Quecksilberbelastung zulassen. Auf jeden Fall empfiehlt sich eine Entgiftung von Quecksilber bei chronischen Erkrankungen nach bzw. während der Sanierung des Zahnapparates.

Dabei sollten Sie darauf achten, dass neue Zahnfüllungen

aus hochwertigen Goldlegierungen stammen und kein Palladium enthalten, wie oben bereits dargestellt wurde. Da die Verwendung von DMPS nicht nur Schwermetalle wie Quecksilber aus dem Körper entfernt, sondern auch zum Abbau von Zink und Kupfer führt, sollten am folgenden Tag nach der DMPS-Gabe, Zink (90 mg) und Kupfer (3 mg) dem Körper zugeführt werden. Eingenommene Mineralstoffe und Spurenelemente während der Einnahme von DMPS können die Wirkung blockieren, da sich das DMPS dann auf diese Präparate „stürzt", anstelle mit dem Quecksilber, das sich im Körper angereichert hat, Chelat-Bindungen einzugehen.

Entgiftungsprogramm bei Quecksilberbelastung bzw. Amalgam im Mund nach Marcus J. Leyrer:

1. Einnahme von Zink
2. Einnahme von Glutathion und Taurin
3. Einnahme von DMPS-Kapsel unter ärztlicher Aufsicht, Häufigkeit abhängig von einem beim Arzt oder Heilpraktiker durchzuführenden Urintest
4. Meidung von Thunfisch
5. Viel Wasser und Fruchtsäfte trinken
6. Am Tag der DMPS-Gabe kein Zink und keine Mineralstoffe einnehmen
7. Am Tag nach der DMPS-Gabe 3 mg Kupfer und 90 mg Zink einnehmen

Bereits im Rahmen meiner Studien zur Wirksamkeit von Vitalstoffen hatte ich gelernt, wie man Infusionen legt. So hatte ich herausgefunden, welche Vitalstoffe, bei welchen Beschwerden am schnellsten wirken. Ich benutzte nun diese Kenntnisse dazu, mir im Rahmen meiner Amalgamentgiftung selbst Infusionen zu legen. So konnte ich meinem Körper Zink, Vitamin C und Magnesium unmittelbar durch die Vene zuführen und so die Zellen meines Körpers direkt zur Aufnahme dieser drei Stoffe bewegen.

Im Rahmen meiner Selbstversuche und Selbstbehandlung hatte ich mir über die Jahre zahlreiche Infusionen gelegt. So hatte ich herausgefunden, dass die Wirkung einer Infusion mit nur 600 - 900 mg Vitamin C Atemprobleme, z.B. ausgelöst durch ein altes, verstaubtes Buch, bereits während der intravenösen Gabe verschwinden lassen konnte. Wenn ich also einmal einen schlechten Tag hatte - und das kam nun sehr selten vor -, dann half mir eine Vitamininfusion unmittelbar. Ich stellte jedoch fest, dass Vitamin B12 hingegen nur als Depotspritze in den Arm wirkt. Außerdem darf die Anzahl der Vitamininfusionen nicht übertrieben werden. Ich entschloss mich, einmal die Woche eine Vitamininfusion anzulegen. Bei drohenden Infekten, Zahnschmerzen oder bei Müdigkeit erhöhte ich die „intravenöse" Vitaminzufuhr auf zweimal wöchentlich. Ich hielt jedoch mein in **Teil 1** vorgestelltes Vitamin-Programm auch später mit einigen Abänderungen aufrecht.

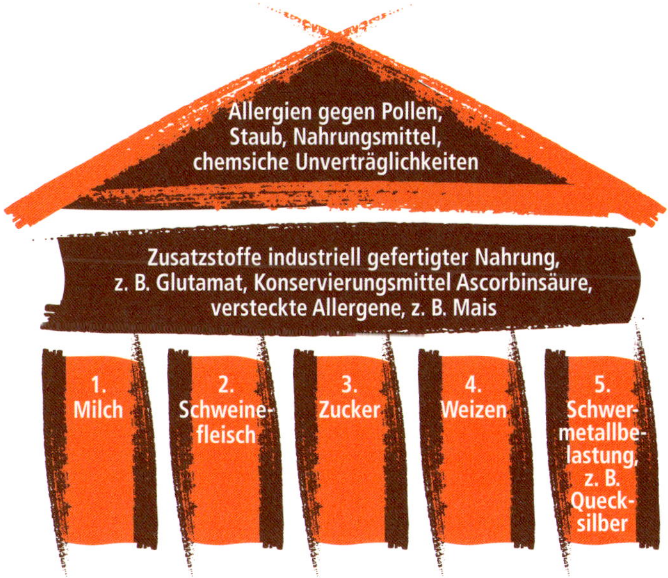

Abbildung 7 : Erweiterte Tempelkonstruktion zur Genese allergischer Krankheiten

Bis zum Mai 2002 hatte ich nicht nur neue Erkenntnisse über Bakterien, Enzyme und die Sanierung des Darms gewonnen. Ich kannte eine weitere Methoden, Asthmaanfälle bzw. leichte Atembeschwerden, die ich noch ab und zu hatte, zu coupieren und zwar durch die Gabe einer Vitamin C-Infusion (in der Regel mit Magnesium). Außerdem hatte ich eine neue Säule entdeckt, die ich meinem Tempel nun hinzufügen konnte: die Schwermetallbelastung, die ich besonders in Bezug auf das Quecksilber als allergieauslösend erkannt hatte. Schließlich und endlich hatte ich eine neue Lieblingsfrucht, sodass ich neben der morgendlichen Banane und Orange nun Ananas regelmäßig zu mir nahm.

	Methode	„Zubehör"
Einlauf	Einlauf mit kühlem Wasser zur Darmreinigung	Irrigator aus dem Sanitätshaus
Nahrungsergänzungsmittel	Einnahme von Vitamin B12	z. B. Vitasprint® in Ampullenform zum Trinken oder intramuskuläre Spritze von 1000 Mikrogramm
Nahrung	Verzehr einer Orange	Ungespritzte (!) Orange aus dem Ökoladen
Homöopathika	Einnahme von 15 Tropfen in einem Wasserglas	Arsetabilis Gastreu® oder Asthmavowen®-N
DMG	Unter der Zunge zergehen lassen	DMG ist nur im Ausland zugelassen. Es kann für sehr viel Geld über deutsche Apotheken bezogen werden
Vitamininfusion	Infusion in die Armvene beim Arzt oder Heilpraktiker	Unterbricht leichte Atemprobleme und beugt Atemproblemen vor. 1x die Woche

Tabelle 6:
Methoden, einen Asthmaanfall zu coupieren bzw. leichte Atemprobleme zu unterbrechen

4. Reflexion:
Bakterielle Folgen des Absetzens von Cortison

Eine Kieferentzündung folgte ebenfalls nur einige Wochen nach dem Absetzen des Cortisons. Auch hierbei handelte es sich um einen von Bakterien verursachten Entzündungsprozess. Seit dem Absetzen des Cortisons hatte ich in vier Monaten insgesamt vier Mal Antibiotika einnehmen müssen. Dreimal für die Bronchien, einmal für die Zähne.

Dies machte mich nicht gerade glücklich. Dennoch schienen nun die Schwachpunkte meines Körpers und die Ursachen meines Asthmas zu Tage zu treten.

Ich hatte damit gerechnet, dass das Absetzen der chemischen Medikamente, die ich vom 16. bis zum 29. Lebensjahr eingenommen hatte, mir helfen würde, mein ursächliches Krankheitsbild offen zu legen. Nun schien ich einen Teil des Problems sicher identifizieren zu können: Es war der Umgang mit Bakterien, den mein Körper nicht gelernt hatte. Mein Immunsystem funktionierte prima, ich hatte ein ausgeklügeltes Vitamin-Programm entworfen, was mir zu besonderer Fitness verhalf und ich verlor eine Allergie nach der anderen. Aber ich hatte von Januar bis Juni 2001 vier Mal Antibiotika nehmen müssen. Eine recht merkwürdige Situation, zumal die Einnahme von Antibiotika nicht gerade unumstritten ist. Ohne meine Hausärztin, die mich bei meiner Therapie nach Kräften unterstützte, hätte ich mit meinem damaligen Kenntnisstand die aufkeimenden Infekte wahrscheinlich nur schwer in den Griff bekommen. Alles deutete darauf hin, dass Bakterien die wahren Auslöser der Entzündungen waren, und zwar nicht die Bakterien an sich, sondern der Umgang meines Körpers mit ihnen. Am Wochenende nach Pfingsten kam mir der Zufall zur Hilfe, mich weiter mit dieser Theorie zu beschäftigen. Die Mutter einer Freundin, die aus der Nähe von Cochem an der Mosel stammt, litt unter einer Kälteallergie. Ich hatte von einer solchen Erkrankung noch nie gehört. Der Körper reagiert auf Kälte mit allergischen Schockreaktionen, wie Atemnot und Hautveränderungen. Bei einem Besuch in der Mainzer Universitätsklinik war ihr mitgeteilt worden, dass bei 50% der Kälteallergiker die intramuskulöse Gabe von Penicillin über die Dauer von 14 Tagen zu einem Verschwinden der Beschwerden führe. Man wisse zwar nicht, wieso, würde diese Therapie jedoch bereits bei zahlreichen Patienten durchführen. Penicillin! Anfang des 20. Jahrhunderts erfunden und erstmals nach dem 2. Weltkrieg eingesetzt, wirkt es gegen Bakterien. Sollten also die entzündlichen Reaktionen auf Kälte mit einem Bakterium zusammenhängen, mit dem der Körper verlernt hatte umzugehen?

Wenn Bakterien wirklich in enger Beziehung mit meinem früheren Asthma bronchiale stehen sollten, so wollte ich meinen Körper trainieren, zukünftig vernünftiger mit ihnen umzugehen. Ich erinnerte mich in Gesprächen mit meinen Eltern an meine frühe Kindheit. In der Tat hatte ich vom zweiten bis zum vierten Lebensjahr häufig in Sagrotan® - einem desinfizierenden Badezusatz, der meines Wissens mittlerweile vom Markt genommen wurde - gebadet. Da meine Großmutter Krankenschwester auf einer TBC-Station im Krieg gewesen war, hatte sie immer peinlichst auf Hygiene geachtet. So hatten wir alle dieses Verhaltensmuster übernommen - vielleicht eine der Ursachen, die Grund für die Ausprägung der Allergien war.

Ich vermute deshalb „aus dem Bauch heraus", dass der Körper von Geburt an bis zum vierten Lebensjahr den Umgang mit den Bakterien lernen muss, will er später nicht an Allergien erkranken. Ab dem vierten Lebensjahr spielte ich nämlich auf Feldern und im „Dreck", so dass das Versäumnis den Umgang mit Bakterien zu lernen wohl auf die Anfangsjahre meines Lebens zurückzuführen sein musste.

Wie würde ich es nun lernen mit Bakterien umzugehen? Dies war die eigentliche Herausforderung, die aus dem Absetzen des Cortisons erwachsen war. Ich hatte damit neue Eckpfeiler für den Gesundungsprozess gefunden, an denen ich mich orientieren konnte. Das Vitalstoffprogramm sollte meinen bisher erreichten Gesundheitszustand erhalten. Die Enzyme sollten die körperlichen Ursachen der Allergien, nämlich die Schwäche, Proteine in Aminosäuren aufzuteilen, beheben. Der Umgang mit Bakterien, der nach dem Absetzen des Cortisons zum eigentlichen Problem meines Organismus wurde, schien die Ursache der Schwierigkeiten meines Körpers zu sein, zwischen Gut und Böse nicht wirklich unterscheiden zu können. Offenbar bekämpfte er einige Bakterien nicht ausreichend und hatte andererseits seit langer Zeit Nahrungsmitteln, die schon seit Jahrhunderten auf dem Speiseplan der Menschheit stehen, den Krieg erklärt. Sicherlich, mir war noch nicht umfassend klar, wie und in welcher Weise genau ich meinem Körper den Umgang mit Bakterien beibringen wollte. Jedoch hatte ich einen neuen Denkansatz, der viel versprechend war. Kurze Zeit später las ich in einem Zeitungsartikel über Ärzte, die ihren Patienten beim Asthma bronchiale Bakterien spritzen, die sie - wenn ich mich recht erinnere - aus Schweinemist gewonnen hatten. Ich habe das Gefühl, dass schon bald Impfungen für Allergiker mit Bakterien angeboten werden, die es dem Immunsystem erlauben, zu lernen, was es durch übertriebene Sterilität einmal vergessen hat. Sicherlich kann ich nicht beschwören, dass dies für alle Allergiker der richtige und einzig gangbare Weg sein wird. Dafür unterscheiden sich die Formen des Asthma bronchiale von Individuum zu Individuum zu sehr. Außerdem bin ich überzeugt, dass immer mehrere Ansätze für die Heilung von Allergien, Neurodermitis, Asthma bronchiale und nicht-allergischem Asthma notwendig sind. Wie der **Abbildung 8** entnommen werden kann, halte ich für die Heilung des allergischen Asthma bronchiale eine Kombination von Vitalstofftherapie, Enzymtherapie und eines Lernprogramms für den Körper zum Umgang mit Bakterien für unumgänglich.

All diese Erkenntnisse lassen mich im Rückblick zu dem Schluss kommen, dass das Absetzen des Cortisons rechtzeitig mit flankierenden Maßnahmen begleitet werden sollte, die im folgenden Kapitel und später mit Hinblick auf Infektvermeidungsstrategien in Teil drei dieses Buches beschrieben werden. Die Vitalisierung des Körpers und die schrittweise Stärkung seines Immunsystems können meiner Einsicht nach bakterielle Infekte schon vor dem Aufflackern verhindern helfen.

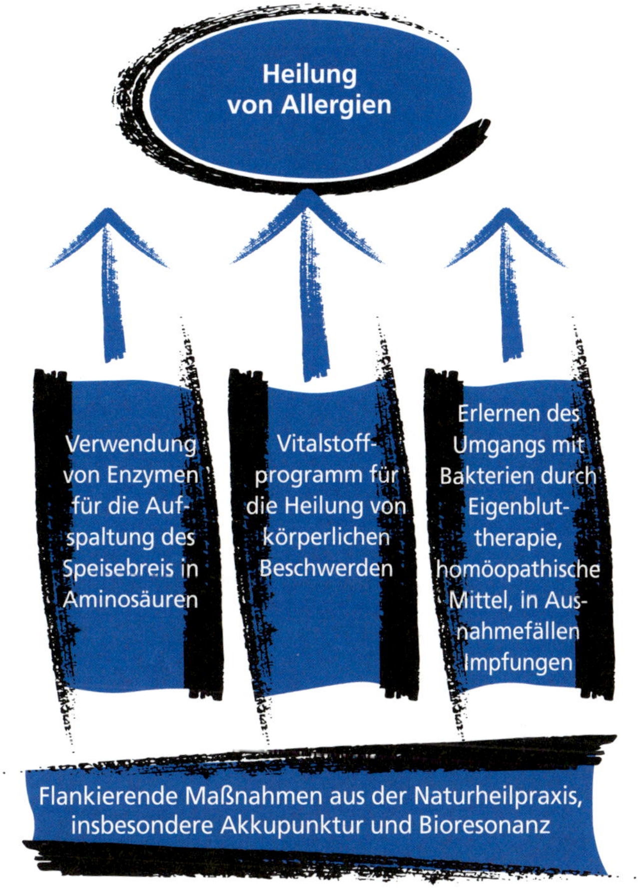
Heilung von Allergien
Verwendung von Enzymen für die Aufspaltung des Speisebreis in Aminosäuren
Vitalstoffprogramm für die Heilung von körperlichen Beschwerden
Erlernen des Umgangs mit Bakterien durch Eigenbluttherapie, homöopathische Mittel, in Ausnahmefällen Impfungen
Flankierende Maßnahmen aus der Naturheilpraxis, insbesondere Akkupunktur und Bioresonanz

Abbildung 8 : Schwerpunkte für die Heilung von Allergien

Ich musste erst in Folge des Absetzen des Cortisons entsprechende Lösungsstrategien entwickeln, die man idealer Weise schon vor dem Absetzen des Cortisons anwendet. Sie dienen alle der Stärkung der Abwehrfähigkeit des Immunsystems und sind im **3. Teil** des Buches vor allem im zweiten Kapitel zusammengefasst.

5. Nahrungsergänzungsmittel

Die gesunde Ernährung erlaubt dem Körper, wieder Signale wahrzunehmen und zu erkennen. Durch meine Anstrengungen war es mir gelungen, ein Gefühl der Gesundheit und Beschwerdefreiheit kennen zu lernen, das ich von meinem 16. bis 29. Lebensjahr überhaupt nicht gekannt hatte. Jetzt plötzlich wusste ich, was Beschwerdefreiheit und somit normales Atmen waren. Es war erst diese schrittweise Gesundung, die mir ein Gefühl dafür gab, was mein Körper essen wollte und was nicht. So aß ich z.B. jetzt regelmäßig Fisch, obwohl ich früher gegen Fisch allergisch war. Ich begann mich ganz auf meinen Körper zu verlassen. Auch fühlte ich immer, wenn etwas nicht stimmte oder wenn ich beispielsweise mehr Wasser trinken musste.

Manchmal brauchte ich dringend Obst und nichts in der Welt konnte diesen Hunger auf Obst stillen außer eben Obst. Wie bei der Auswahl meiner täglichen Nahrung lernte ich bald zu verstehen, welche Arten von Nahrungsergänzungsmitteln ich zu mir nehmen wollte und welche sich für mich eigneten. Dies gab mir die Möglichkeit, flexibel mal mehr, mal weniger an Vitaminen einzunehmen. Als ich einige Tage auf Reisen war, konnte ich einige Tage mein Vitaminprogramm nicht einnehmen, da ich nicht genügend Vitalstoffe mitgenommen hatte. Nach meiner Rückkehr fing ich wieder an, die Vitalstoffe aus meinem Vitaminprogramm einzunehmen und der Effekt war erstaunlich. Ich hatte schon fast vergessen, wie segensbringend sich die Vitamine auf meinen Körper auswirkten.

Mittlerweile hatte ich jedoch mein Vitalstoffprogramm entscheidend verändert. Ich hatte unterschiedliche Dosierungen von Nahrungsergänzungsmitteln ausprobiert und hatte sogar eine Zeit lang verschiedene Multivitaminprodukte in meinen Plan aufgenommen. Ich konnte mich jedoch damit nicht anfreunden, da keines der Präparate ausschließlich die Nahrungsergänzungsmittel enthielt, die ich für die Heilung von Allergien für relevant ansah. Dies widersprach eigentlich meiner Überzeugung. Ich wollte die Vitamine, Mineralien und Spurenelemente in der Kombination und Dosierung einnehmen, wie ich sie jeweils benötigte. Ich nahm deshalb nur selten Kombipräparate, zumal es fast unmöglich war, diese Präparate in Allergie-verträglicher Zusammensetzung zu erhalten. Es ist sehr schwierig, ein für Allergiker geeignetes Kombipräparat zu finden. In meinem ersten Jahr des Genesungsprozesses vertrug ich keines der am Markt erhältlichen und mir bekannten Präparate. Ab April 2002 wurde ich fündig und nahm von nun an täglich ein Vitamin-B-Komplex-Präparat ein.

Es erzeugt als Nebenwirkung ein starkes Hungergefühl, so dass ich es in der Regel vor oder mit dem Essen einnehme. Natürlich stammt dieses Präparat wieder nicht aus Deutschland. Viele deutsche Produkte enthalten nämlich den billigen Trägerstoff Maisstärke. Diese Maisstärke - wie ich bereits in **Teil 1** bemerkte - wird in zunehmendem Maße aufgrund ihres geringen Preises in alles hineingepackt: Vitamintabletten, Marmeladen, Wurst, usw. Dies ist besonders für Menschen tragisch, die gar nicht wissen, dass sie gegen Mais (und eben nicht gegen z.B. die Marmelade) allergisch sind.[13]

Ich habe mich immer gefragt, warum die deutschen Pharma-Unternehmen den Markt für Vitamine dem Ausland überlassen und warum in Deutschland Tendenzen aus der Industrie stark sind, die den freien Verkauf von Vitaminen soweit wie irgend möglich verbieten wollen. In meiner Zeit beim Max-Planck-Institut in Köln hatte ich mich mit Lobbyismus in Brüssel beschäftigt. Mir war dabei aufgefallen, dass vor allem die deutsche Industrie sich gegen den freien Verkauf von Vitaminen, wie er in anderen Ländern Europas üblich ist, einsetzt. Dies wurde immer im Namen des Verbraucherschutzes getan, sprich mit dem Argument, der Bürger sei zu dumm, sich selber seine Vitamine zu wählen, die er für seine Genesung benötigt. Das soll lieber der Arzt machen (und damit gleichzeitig die Krankenkassenbudgets noch weiter belasten). Dominiert hier das Interesse, Medikamente zu verkaufen gegenüber dem wirklichen Bedarf des Verbrauchers nach freiverkäuflichen Vitaminen?

[13] Eine Ausnahme ist z.B. das in der Apotheke erhältliche Produkt Orthoexpert® nutri-metabol. Da sich die Zusammensetzung von Präparaten mit Hinblick auf die Hilfsstoffe ändern kann, sollte der Leser sich vor dem Kauf davon überzeugen, dass das Produkt auch weiterhin keine Maisstärke oder Baumwollsamenstärke enthält. Natürlich entspricht das Produkt in Dosierung und Kombination nur zum Teil den von mir selbst eingenommenen Vitalstoff-Dosen; es scheint mir jedoch im Moment das für Allergiker bestgeeignete am deutschen Markt für die Versorgung mit B-Vitaminen und Coenzym Q10.

Hintergrund der Bemühungen der deutschen Industrie war nicht, wie ich zunächst vermutete, dass sich die USA zum Hauptlieferanten von Vitaminen auch für Europa gemausert hatten. Dort ist der freie Verkauf von Vitaminen in hoher Dosierung schließlich nicht verboten. Der Grund für die Initiative der deutschen Pharma-Industrie beruht wohl auf der Tatsache, dass Vitamine nicht patentiert werden können und auch nicht durch teure Tests zugelassen werden müssen. Sie sind körpereigene Substanzen, die den Körper heilen und keine chemischen Mittel, wie sie z.B. in der Notfallmedizin ja durchaus Sinn machen. Da Vitamine also kaum teurer Tests bedürfen und nicht patentiert werden müssen, kann sie jeder verkaufen - und damit lassen sich eben weit weniger gute Geschäfte machen als durch andere, teuer zu verkaufende Medikamente. Als die kriminellen Preisabsprachen vor allem von Vertretern einiger großer deutscher Pharma-Konzerne bei Vitaminen durch die Europäische Kommission geahndet wurden, entschloss man sich, Vitamine so weit wie möglich vom Markt „zu fegen". Steckt hier vielleicht die Befürchtung der Pharma-Industrie dahinter, wir - die Verbraucher - könnten uns mit Vitaminen heilen und bräuchten dann z.B. kein Asthma-Spray und keine Kortikoide mehr? Im Namen des Verbraucherschutzes wird hier mit dem Verbot des freien Vitaminhandels der Import (maisfreier!) amerikanischer Produkte zu verhindern versucht - schockierend vor allem dann, wenn man gerade gelernt hat, auf die chemischen Mittel zu verzichten und wenn man weiß, was dies für die hiesige Verfügbarkeit von Vitaminen bedeuten würde.

Ich bitte meine Leser, mir diesen Einschub zu verzeihen, aber er zeigt, dass überall alternative Heilmethoden unter Beschuss stehen, da sie - wenn sie funktionieren - chemische Medikamente vom Markt verdrängen. Natürlich habe ich nichts gegen diese Medikamente. Solange Heilung nicht in Sicht ist und man keine Alternative hat, ist das Rezeptieren von Asthmamitteln durch den Arzt mehr als sinnvoll. Aber die Frage muss bleiben: Was fehlt dem Körper und wie können wir den Asthmatikern, Allergikern und Neurodermitikern zur Heilung verhelfen?

Eine Begebenheit, die Dr. Lothar Burgstein in seinem Handbuch schildert, bringt dies auf den Punkt: „[Ein] Professor (...) hat einmal in meiner Gegenwart eine Person, die reichlich Aspirin zu sich nahm und es sehr lobte, gefragt, „Glauben Sie wirklich, dass Sie an Arthritis leiden, weil Ihrem System Aspirin fehlt?" Genauso wie der Körper kein Aspirin braucht, benötigt er auch kein zusätzliches Cortison, weil ihm Cortison fehlt. Er benötigt Cortison, weil ihm Vitalstoffe bzw. Enzyme oder ganz einfach die Kenntnisse vom Umgang mit Bakterien fehlen.

Widmen wir uns also der Frage nach einem optimalen Vitalstoffplan, den ich für die Absetzung des Cortisons und die Festigung meines Gesundheitszustandes gewählt habe. Die unten aufgelisteten Vitalstoffe geben eine Übersicht über das Vitalstoffprogramm aus **Teil 1** mit den Ergänzungen und Veränderungen, wie ich sie seit Oktober 2001 sukzessive vorgenommen habe.

Nahrungs-ergänzungsmittel	Anwendung	Dosierung erstes Jahr
Vitamin C	1. Oral als Kapsel 2. Natriumascorbat ½ Tl mit Wasser verdünnt für die Nase	1. 3 - 4 g täglich 2. 4 - 5 Tropfen pro Nasenloch bei Bedarf
Vitamin E	Kapseln	200 mg pro Tag
Beta-Carotin	Pulver	30 mg
Vitamin B12	Injektionen	1000 mg alle 5 Tage
B-Komplex	Als Tablette	1x tägl. mit mind. 10 mg Vitamin B1 und 10 mg Vitamin B6
Magnesium	500 mg - 1000 mg	Täglich abends
Zink	1. 30 mg - 90 mg 2. Zusammen m. 2-3 mg Kupfer bei Erkältung	1. Täglich zwischen den Mahlzeiten 2. Täglich zwischen den Mahlzeiten
Kombipräparat Knochen	hochdosiert	Täglich
Selen	200 Mikrogramm	Täglich, zusammen mit Vitamin E
Calcium	1-2 g	Täglich
Glutathion	50 mg	Täglich morgens
Cystein	200 mg	Tägl. mit 1g Vitamin C und Glutathion
Taurin	1 g	Nach dem Essen, 1x täglich
Enzyme	1 Kapsel	Nach dem Essen eine Kapsel, 1- 2 x täglich
Q 10	3 x 30 mg Kapseln	90 mg oder mehr/Tag
DMG (N,N-Dimethylglycin)	Tablette	1x eine Tablette unter die Zunge vor sportl. Anstrengung oder bei leichter Atembeklemmung

Tabelle 7:
Nahrungsergänzungsmittelprogramm: „Frei von Cortison"

Der Vitalstoffplan musste einer ganzen Anzahl von Anforderungen entsprechen. Er sollte einmal die Nahrungsergänzungsmittel enthalten, die Entzündungen entgegenwirken. Gleichzeitig musste er das Immunsystem stärken und die Bildung weißer Blutkörperchen unterstützen, um mit Bakterien umgehen zu können. Aufgrund der zahlreichen Umweltgifte und der Amalgam- und Palladium-Belastung meines Körpers benötigte ich zusätzlich Vitalstoffe, die meinen Körper bei der Entgiftung unterstützten. Außerdem war es noch wichtiger als zuvor geworden, dass ich keine Atemprobleme mehr bekam, da ich einen Rebound-Effekt nach dem Absetzen des Cortisons im Januar 2002 vermeiden wollte.

Doch welche Vitalstoffe waren nun neu in das Vitalstoffprogramm hinzugetreten? Ich hatte **Glutathion** in Kombination mit **Cystein** schon ab Oktober 2001 in mein Vitalstoffprogramm hinzugefügt, da ich von der entgiftenden Wirkung der beiden Aminosäuren wusste. Außerdem fügte ich die Aminosäure Taurin hinzu, die ebenfalls eine entgiftende Wirkung hat. Ich nahm ab Februar 2002 zusätzlich ein Vitamin B-Präparat ein, das Vitamin B1, Vitamin B6 und Folsäure enthielt. Vorher hatte ich keine Vitamin B-Präparate außer die wöchentliche Vitamin-B12-Spritze in mein Vitalstoffprogramm aufgenommen, da ich sie nicht gut vertrug. Schritt für Schritt war jedoch mein Körper stabiler, d.h. weniger leicht zu irritieren, so dass ich ihm nun den maisfreien Vitamin B-Komplex ohne Probleme zuführen konnte. Als neues „Highlight" nahm ich nun - neben dem regelmäßigen Verzehr von frischer Ananas - im zunehmenden Maße zahlreiche Enzyme zu mir.

Um meine Knochen und meine Zähne zu stärken nahm ich ein Kombi-Präparat für den Knochenaufbau hinzu, das vor allem Calcium und Vitamin D3 enthält. Die Dosen von Vitamin E hob ich leicht an, ansonsten blieb die Einnahme von Vitamin C, DMG, Q10, Magnesium und Zink unverändert. Mittlerweile spritzte ich mir jedoch 1000 Mikrogramm des Vitamin B12 in der Regel im Fünf-Tages-Rhythmus.

Vitamin C nehme ich nach wie vor in Dosen von bis zu 4 Gramm täglich ein. Der Vitamin-C-Spiegel verhält sich antiproportional zum Histamin-Spiegel im Blut. Histamin wird bei Entzündungen und allergischen Reaktionen ausgeschüttet. Wer von meinen Lesern schon einmal einen Allergietest gemacht hat, der wird sich an die beiden Kontrollflüssigkeiten erinnern, die auf der Innenseite des Armes zusammen mit den zu kontrollierenden verflüssigten Allergenen eingebracht worden sind. Bei den Kontrollflüssigkeiten geht es darum herauszufinden, ob die Haut überhaupt auf Histamin reagiert, d.h. ob sich auf der Haut die Allergien feststellen lassen. Das ist nur dann der Fall, wenn sich an der Stelle des Armes, wo Histamin in die Haut eingebracht worden ist, eine Rötung zeigt. Histamin ist also der Stoff, der bei Allergien und bei Entzündungen ausgeschüttet wird. Vitamin C wirkt ihm entgegen.

Vitamin C hilft aber auch bei Gesichtsschwellungen, bei Zahnfleischbluten und kann bei Depressionen helfen.

Am bekanntesten ist das Vitamin C für seinen Schutz gegen Krebs geworden, da es die so genannten freien Radikale abfängt. Man kann sich Vitamin C wie ein Rostschutzmittel vorstellen. Ein aufgeschnittener Apfel oxidiert zum Beispiel sehr schnell. Er wird dann an der Oberfläche braun. Streut man jedoch kurz nach dem Braunwerden Vitamin C auf den Apfel, so wird er wieder ansehnlich. Das gleiche macht Vitamin C im Körper. Es verhindert die Oxidation einer Reihe von Vitalstoffen und Lebensmitteln. So wird Glutathion und Cystein am besten zusammen mit Vitamin C eingenommen, um die Oxidation zu verhindern und eine maximale Wirkung zu erreichen.

Glutathion ist das wichtigste wasserlösliche Antioxidans. Es kommt im Blut vor und vermag Vitamin C und Vitamin E durch die Bildung eines selenhaltigen Enzyms, das „Glutathionperoxidase" genannt wird, aufzubereiten. Das bedeutet also, dass mit der Einnahme von Glutathion und Selen eine Wiederaufbereitungsanlage für die beiden „antientzündlichen Kanonenboote" des Vitaminprogramms neu aufbereitet und geladen werden, nach dem sie zuvor schon eigentlich ihre antioxidialen Eigenschaften verloren haben. Ich habe Glutathion zusammen mit Cystein eingesetzt, um die Lungen zu schützen. Cystein wird zu Glutathion umgewandelt, wirkt jedoch selbst schleimlösend und Schleim verflüssigend.[14] In der Lunge finden sich etwa 50- bis 60-fach höhere Spiegel von Glutathion als andernorts im Körper.[15] Hier wirkt das Glutathion als Schutz vor schädlichen Einflüssen durch Tabakqualm. Da sich bei chronischer Entzündung der Bronchien zunehmend mehr freie Radikale im Flüssigkeitsfilm der Lunge befinden, sind die beiden Aminosäuren ein wahrer Segen. Zusammen mit Vitamin C eingenommen entschleimen sie nicht nur, sondern sie entgiften auch den Körper.

Taurin ist eine weitere Aminosäure mit einem großen Wirkungsfeld. Es wird oft als natürliches Potenzmittel gepriesen, findet seine eigentliche Bedeutung aber in seinen ausgeprägten antioxidativen Eigenschaften. Es kommt in hoher Konzentration im Auge und im Zentral-Nervensystem (ZNS) vor.[16] Gerade in Bezug auf das ZNS schien mir die Gabe angebracht, führt doch eine Verengung der Atemwege notgedrungen zur nervlichen Anspannung. Darüber hinaus ist bekannt, dass eine Taurin-Verarmung des Lungengewebes zu Lungenentzündungen führen kann.[17] Ich selbst nahm 1.000 mg Taurin pro Tag ein. Jedoch sollte die Einnahme nicht auf nüchternen Magen erfolgen, da dies - wie ich selbst beobachtet habe - zu Bauchschmerzen führen kann.

Auch war bereits von **Vitamin E** die Rede, das ich seit Februar 2002 in Dosierungen von ca. 600 Milligramm einnahm. Es schützt die Körperzellen vor Allergenen und Bakterien und hat eine umfassende antientzündliche Wirkung.[18] Es war für mich jedoch schwierig, die richtige Form der Vitamin E-Zufuhr zu entdecken. Ich hatte ursprünglich Vitamin E in künstlicher Form zu mir genommen. Vitamin E wird als Sammelbegriff für die Tocopherole verwendet. Es gibt das sehr wirksame Alpha-Tocopherol,

---

[14] Gröber, Uwe; Orthomolekulare Medizin, Stuttgart: Wiss. Verl.-Ges. 2000, S.156
[15] Gröber, Uwe; Orthomolekulare Medizin, Stuttgart: Wiss. Verl.-Ges. 2000, S.156
[16] Burgerstein, L.; Burgsteins Handbuch Nähstoffe, Haug Verlag: Heidelberg 2000, S. 164
[17] Burgerstein, L.; Burgsteins Handbuch Nähstoffe, Haug Verlag: Heidelberg 2000, S. 166
[18] Burgerstein, L.; Burgsteins Handbuch Nähstoffe, Haug Verlag: Heidelberg 2000, S. 346

sowie das Beta-, Gamma- und Delta-Tocopherol. Die künstliche Form des Alpha-Tocopherol wird dl-alpha-Tocopherol genannt. Diese Form hatte ich zuerst eingenommen, da die meisten Vitamin-E-Präparate pflanzliche Öle und Fette enthalten, die ich nicht vertrug. Jedoch ist pflanzlich hergestelltes Vitamin E bedeutend wirksamer, sodass ich froh war, als ich ein Vitamin E-Produkt fand, das ich einnehmen konnte. Ich nahm nun täglich 200 mg des wirksameren Vitamin E ein, wobei mein Vitamin E-Präparat alle natürlichen Formen (von Alpha bis Gamma) der Tocopherole enthielt.

Selen ist neben Zink das Spurenelement, welches dem Körper am zuträglichsten ist, um seine Immunabwehr zu stärken. Gemeinsam mit Vitamin C und Vitamin E beugt es Krebserkrankungen vor und hilft insbesondere bei der Entgiftung von Schwermetallen. Ich begann erst relativ spät, Selen einzunehmen. Ich griff auf ein Präparat zurück, das pro Kapsel 200 Mikrogramm des Spurenelementes enthält. Ich nehme es immer gemeinsam mit Vitamin E ein. Deutschland ist nicht nur Jod- sondern auch Selen-Mangel-Gebiet, was unter anderem auch auf die intensive Landwirtschaft zurückzuführen ist. Es ist deshalb ratsam, für eine ausreichende Selenversorgung des Körpers zu sorgen.

Calcium ist der wichtigste Mineralstoff im menschlichen Körper und stellt mit Magnesium und Phosphor das Grundgerüst des menschlichen Skeletts und der Zähne dar.[19] Ich war mir lange Zeit nicht bewusst gewesen,

---

[19] Gröber, Uwe; Orthomolekulare Medizin, Stuttgart: Wiss. Verl.-Ges. 2000, S. 90

welche wichtige Rolle Calcium bei Allergien spielt. In der Literatur wird des Öfteren erwähnt, dass Calcium die Freisetzung von Histamin hemmt, indem die Membrane der Mastzellen gestärkt werden, sodass kein Histamin austreten kann. Interessant ist ebenfalls, dass die Mehrzahl asthmatischer Kinder laut klinischer Studien unter Osteoporose leiden soll. Dies kann dazu führen, dass Kinder sehr gerne Milch trinken, obwohl diese wiederum zu den Hauptgründen ihrer allergischen Veranlagung zählt!

Ich habe bereits im Januar 2002 festgestellt, dass der **Orangensaft „HohesC®"** mit Calcium bei mir eine Allergie-reduzierende Wirkung hat, während „HohesC®" ohne Calcium diese Wirkung nicht hatte. Ab April 2002 nahm ich ein Calcium-Präparat (500 mg / Tag), das ich bald durch ein Kombinationspräparat ersetzte. Dieses Knochenschutzpräparat enthielt zusätzlich das Vitamin D3, das die Aufnahme von Calcium im Darm begünstigt und die Knochen zusätzlich stärkt. Mir war klar, dass ich mit der verstärkten Calciumzufuhr nicht nur meinen aufgrund meiner Allergien erhöhten Bedarf an Calcium stillen konnte, sondern dass ich so auch in der Lage war, allergische Reaktionen zu mindern und mein Knochengerüst und meine Zähne zu stärken. Ich nahm fortan also ca. 1g Calcium durch HohesC® und 1g Calcium durch mein Kombi-Präparat für den Knochenschutz ein.

Ab Sommer 2002 kam zusätzlich zu meiner Vitamin-B12-Spritze von 1000 Mikrogramm, die ich alle fünf Tage intramuskulär spritzte, ein Vitamin B-Präparat hinzu, das ausreichende Menge an Vitamin B6, Vitamin B1 und Vitamin B5 enthielt. Ich erhoffte mir hiervon eine Stärkung meiner Schleimhäute, eine Stärkung meines Immunsystems sowie eine Absenkung der generellen Krampfbereitschaft der Bronchien. Heute vertrage ich den **Vitamin-B-Komplex**, früher war dies nicht der Fall. Deshalb möchte ich darauf hinweisen, dass ich erst nach etwa 16 Monaten den Vitamin B-Komplex, der auch Folsäure und Vitamin B2 enthielt, in mein Vitalstoff-Programm aufnahm.

Vitamin A, Magnesium, Q10 und DMG nahm ich auch weiterhin - wie im **1. Teil** beschrieben - regelmäßig mit Erfolg ein.

Der Leser mag nun langsam staunen. So viele unterschiedliche Vitamine? Vergleicht man sie aber mit der Anzahl der Allergien, die ich früher hatte, so kommen auf jedes Vitamin mindestens fünf Allergene, die bei mir Atemnot auslösten. Die lange „medikamentöse" Zeit von über 13 Jahren, in der ich chemische Medikamente zu mir nahm und nichts von der Rolle der Vitalstoffe wusste, schlägt natürlich zu Buche. Der Körper benötigt nicht nur Vitalstoffe um geheilt zu werden. Die allergische Reaktion selbst verbraucht Vitalstoffe, die der Körper für ihre Bekämpfung bereitstellen muss. Bei der Dosierung von Vitaminen ist also auf den gewünschten Heilerfolg zu achten, der sich nur einstellt, wenn ausreichende Dosierungen verabreicht werden und zwar unter Berücksichtigung des Krankheitsbildes und der Krankheitsdauer. Eine Orientierung an den durchschnittlichen Ernährungswerten ist sicherlich unzureichend.

Zusätzlich zu den Vitalstoffen nahm ich schließlich ab Mai

2002 auch ein **Enzympräparat** ein, das mich angesichts meiner Überlegungen zur Unterversorgung meines Verdauungstraktes mit Enzymen guten Mutes stimmte. Ich hatte mich über Enzym-Produkte, die auf dem deutschen Markt erhältlich sind, informiert. Jedoch enthielten fast alle Farbstoffe, Maisstärke und Konservierungsmittel. Außerdem beinhalteten sie in der Regel nur einen Wirkstoff, also eine Form von Enzymen. Dies war mir jedoch nicht ausreichend. Schließlich wusste ich ja nicht genau, welche der Enzyme für mich von Bedeutung waren. Neben reichlichem Genuss von Ananas nahm ich schließlich ein Präparat zu mir, das Enzyme für die Aufspaltung von Proteinen, Kohlenhydraten, Fetten und Milch enthält. Hierbei handelte es sich um:

- Pankrease
- Protease
- Amylase
- Lactase
- Cellulase
- Lipase

Das wichtigste Enzym scheint mir dabei die Pankrease zu sein, da sie für die Aufspaltung von Eiweiß in Aminosäuren zuständig ist.

6. Sport

Gerade bei Asthma und bei anderen allergischen Erkrankungen spielt Ausdauer und Harmonie eine besondere Rolle. Sportarten wie Body-Building, mit dem Ziel, möglichst viele Gewichte stemmen zu können, und Ausdauertraining in einem Studio sind dabei so ziemlich genau das Gegenteil von dem, was dem Asthmatiker von Nutzen ist. Ruhiges Traben im Park oder im Wald sowie Spaziergänge von 1-2 Stunden bringen sogar ältere Asthmatiker wieder in Schwung.

Unsere Umwelt suggeriert uns in zunehmendem Maße, dass Sport eine Form des Lifestyle ist, bei der man Leistungen - genau wie am Arbeitsplatz - um jeden Preis erbringen sollte. Das ist natürlich Nonsens. Die ganze psychische Natur der Krankheit des Asthmas basiert auf einer Überempfindlichkeitsreaktion auf die Umwelt und auf eine zu große Sensibilität beim Reagieren auf kleinste Impulse. Diese Übersensibilität beinhaltet eine Liebe zur Harmonie, die Kleinigkeiten überbetont. Der Asthmatiker sollte sich auf die Freuden des Alltages konzentrieren und sich im Maßvollen üben. Harmonie ist dabei zunächst die Harmonie mit sich selber. Überzogener sportlicher Ehrgeiz und beruflicher Stress können einen Riegel vor die Harmonie schieben, die der Asthmatiker in seinem Inneren vermisst und deshalb auf die Außenwelt zu projizieren sucht. Anders ausgedrückt muss der Asthmatiker lernen, eine Sensibilität für das wirklich Wichtige, für die Quintessenz seines Daseins zu entwickeln.

Allergien sind nüchtern betrachtet eine Anzahl von Reaktionen, die dem Körper nicht von Vorteil sind. Sie entbehren zwar nicht einer Logik und einer körperlichen Ursache, dennoch sind sie überflüssig, da sinnlos. Mit Hilfe des Geistes lassen sich die Ursachen der Allergien entdecken und heilen. Man muss jedoch vermuten, dass die unkoordinierte Reaktionsweise des Körpers auf die Seele Einfluss hat. Deshalb muss es Ziel des Asthmatikers sein, dass seine Seele und das durch sie verursachte Verhalten gegenüber der Außenwelt nicht genauso überempfindlich wird, wie es der Körper in Bezug auf Nahrungsmittel ist. Hierfür ist es wichtig, die innere Ruhe zu erlangen. Eine Bewusstseinswerdung, die innere Zufriedenheit und Gesundheit des menschlichen Körpers zu den höchsten Werten rechnet, wird gleichzeitig weniger Stress empfinden und leistungsfähiger sein. Für die Pflege der Seele empfiehlt es sich moderat Sport zu treiben.

Als Ergänzung zu einem milden, aber regelmäßig betriebenen Sportprogramm empfiehlt sich TAI CHI, aus China stammende Bewegungsübungen, die die Energiebahnen (Meridiane) des Körpers öffnen und die Energie (CHI) - genau wie in der Akupunktur - wieder fließen lassen. Ich halte das Tai Chi für eine hervorragende Möglichkeit für Asthmatiker, ihre innere Harmonie wiederzuerlangen (Wer kann sich vorstellen, innere Harmonie zu besitzen, wenn eine Tasse Milch oder ein Stück Pizza bereits zu Atemnot führen?). In diesem Sinne ist Tai Chi gleichzeitig Medizin für die Folgen des Asthmas und für das Asthma selber. Neben dem Tai Chi möchte ich auch ausdrücklich das Qui Gong empfehlen, das noch etwas ruhiger als das Tai Chi und weniger kompliziert erscheint.

Meine ersten Kurse machte ich bei der Volkshochschule in Bonn. Volkshochschulen, die Wochenendkurse und Abendkurse anbieten, gibt es in der ganzen Bundesrepublik. Diese Kurse eignen sich zu einem ersten Einblick und zum Kennenlernen der Lehrer. Sie sollten zweimal die Woche trainieren und darauf achten, dass ihr Trainingsraum keinen Teppichboden, keine Wärmerückgewinnungsanlage bzw. Klimaanlage (Gefahr von Pilzen, Staub und Bakterien) und Fenster für die Lüftung enthält. Völlig entspannen werden Sie sich nur können, wenn Sie Ihrem Lehrer Vertrauen schenken. Und Vorsicht - Tai Chi scheint dem Ungeübten oft langweilig, weil er noch nicht den Nutzen verspürt.

Es ist die Macht der Gewohnheit, die dazu führt, dass Sie Tai Chi bald nicht mehr missen wollen - anfangs scheint das abendliche Fernsehprogramm vielleicht sogar verlockender. Aber Gesundung ist eben nur möglich, wenn wir uns - in Maßen - bemühen Dinge zu tun, die nicht an-strengend sind, aber trotzdem unter die Rubrik Sport fallen. Gerade Personen, die keine innere Harmonie besitzen, finden es furchtbar, langsame und haarkleine Bewegungen immer wieder zu üben. Genau wie eine Person mit Selbstzweifeln nicht alleine durch einen stillen Wald gehen möchte, genauso möchte der innerlich angespannte Mensch keine ruhigen, harmonischen Bewegungen ausüben - aber gerade diese verlangt Tai Chi.

Ich habe viele Asthmatiker und Allergiker kennen gelernt. Entweder betrieben sie begeistert Hochleistungssport, liefen Marathons und fuhren stundenlang Radrennen. Oder sie bewegten sich gar nicht, waren übergewichtig und auch deshalb unglücklich. Nie aber ist mir ein Asthmatiker begegnet, der ausgeglichen, fröhlichen Sport betrieb ohne sich unmögliche Leistungsziele zu setzen. Vielleicht sollten meine Leser einmal über diese Worte nachdenken. Ich jedenfalls sammelte sehr gute Erfahrungen mit meinem Sportprogramm und mit Tai Chi, das mich mehr und mehr zur Gelassenheit führte. Bald hatte ich unendlichen Spaß beim Fließenlassen der Energie - selbst wenn ich natürlich die Bewegungen nicht so exakt machen konnte, wie die Mitglieder in meinem Verein, die ihre Übungen schon Jahre lang praktizierten.

Nach meiner 18-monatigen „Reise zur Gesundheit" ging ich im Juni 2002 zusammen mit meinem Bruder Jens ins Kino in Bad Godesberg. An diesem Tag aß ich zum ersten Mal seit langer Zeit eine Tüte Popcorn und eine Tüte Erdnüsse und fühlte mich dabei pudelwohl. Es war ein tolles Gefühl. Ich hatte die ganze Pollenzeit über weder unter allergischem Asthma noch unter Heuschnupfen gelitten, obwohl ich viel in der freien Natur war. Ich hatte auch keine langen Phasen von Müdigkeit mehr, die für Allergiker kurz nach einer allergischen Reaktion so typisch sind. Jetzt war ich derjenige, der für meine Beifahrer die Fenster hochkurbeln musste, um sie vor den herumfliegenden Pollen zu beschützen.

Auf der einen Seite war dies ein sehr angenehmes Gefühl, auf der anderen Seite musste ich mich zunehmend bremsen, Personen auf ihre Allergien und ihre Probleme anzusprechen. Ich konnte nicht die Welt belehren. Als ich einmal Anfang Juni einen jungen Mann aus Halle an der Saale kennen lernte und mit ihm in einem Café saß, bemerkte ich, wie er nach dem Genuss eines Milchshakes anfing, zu giemen. Es konnte nicht meine Aufgabe sein, ihn darauf hinzuweisen, dass er eine Milchallergie hatte. Als er mir erzählte, er habe in seiner Kindheit Asthma gehabt und sei nun beschwerdefrei, wusste ich, dass dies so nicht stimmen konnte.

Andere meiner Bekannten hatten den Mund voll Amalgam und litten unter beginnendem Asthma oder anderen chronisch entzündlichen Krankheiten. Auch hier hielt ich mich zurück. Aber ich entschloss mich, meine Entdeckungen aufzuschreiben, um denjenigen, denen dieses Buch von Nutzen sein könnte, eine Freude zu machen. Mit Herausgabe dieses Buches muss ich niemandem mehr meine Geschichte erzählen. Ein Verweis darauf genügt, dass es einem gelungen ist, nach harter Arbeit und vielen unterschiedlichen Bemühungen seine Asthmamedikamente loszuwerden. Wenn auch Sie jemanden kennen, der von diesem Buch noch nicht gehört hat, so verweisen Sie ihn bitte darauf. Denn vielleicht wird er auch eines Tages sagen können:

Hurra, ich bin frei vom Asthmaspray!
Hurra, ich bin frei von Cortison!

7. Schlusswort

Dieses Buch wird diskutiert, empfohlen und kritisiert werden. Es wird von Patienten gelesen werden, die geheilt werden wollen. Es wird von Heilpraktikern gelesen werden. Es wird von Ärzten und Allergologen diskutiert werden. Teil 1 und Teil 2 befassen sich mit der Heilung des Asthma bronchiale. Hauptziel der beiden Teile ist, den Verlauf meiner Erfahrungen zu dokumentieren, die mich von den chemischen Medikamenten befreit haben. Nicht auf Asthmamedikamente angewiesen zu sein ist dabei der wirkliche Erfolg auf dem Weg zur Heilung von Asthma und Allergien. Der Körper wird es nicht schaffen, von selbst in seine Balance zu geraten, wenn er immer wieder neue chemische Medikamente einnehmen muss. Anders ist das mit den Vitalstoffen. Es sind die Vitamine, Mineralien, Spurenelemente und Enzyme, die in den richtigen und in hohen Dosen genommen wundervolle Effekte für die Gesundheit und Fitness des Einzelnen bieten. Dabei sind die empfohlenen Dosen im Vitaminprogramm Richtwerte. Seien Sie mutig. Vielleicht gibt es Vitamine, von denen der Eine mehr, der Andere etwas weniger benötigt.

Beachten Sie aber mögliche Überdosierungen bei den nicht wasserlöslichen Vitaminen, bei Mineralien und Spurenelementen, bei denen Nebenwirkungen entstehen können. Auch hier gilt, dass das Maßhalten zum Erfolg führt. Und Maßhalten bedeutet, die richtige Dosierung zu finden, die nicht zu niedrig und nicht zu hoch liegen darf. Ich habe in diesem zweiten Teil des Buches gezeigt, dass ich mit drei Maßnahmen, mit der Eigenbluttherapie, der Akupunktur und der Bioresonanztherapie den Weg zum Absetzen des Cortisons vorbereitet habe. Der eigentliche Wendepunkt, an dem das Absetzen möglich wurde, folgte einem Aufenthalt im Hochgebirge. Je nachdem, welch ein Typus man ist, kommen unterschiedliche Landschaften für eine solche Erfahrung für Sie in Betracht. Vielleicht müssen Sie einen Urlaub wiederholen, vielleicht brauchen Sie einen längeren Zeitraum als ich, um große Genesungsfortschritte verzeichnen zu können. Aber vergessen Sie nicht, Asthma ist eine Krankheit, und Krankheiten müssen geheilt werden, sonst können sie sich verschlechtern. Ein Aufenthalt im richtigen Klima wird Ihren Zustand verbessern oder zumindest stabilisieren. Freuen Sie sich darauf!

Das Absetzen von Cortison kann kurzfristig die wirkliche Ursache Ihres Asthmas hervorbringen. Ich verzeichnete bei mir innerhalb kurzer Zeit das Aufflammen bakterieller Infekte. Hier sollten Sie einen Arzt ihres Vertrauens kennen, der Sie bei Ihrer Therapie unterstützt und der für Sie die Sputumproben einschickt und analysieren lässt für den Fall, dass es auch bei Ihnen zu Infekten kommt.

Meine innere Ruhe verdanke ich einer neuen Bewusstseinswerdung, die ich durch das Praktizieren des Tai Chi und langsame Laufübungen komplettieren konnte. Mit der inneren Ruhe vervollkommnete ich die äußere Ruhe. Das Absetzen des Asthmasprays und des Cortisons ermöglichten die körperliche Unabhängigkeit von chemischen Medikamenten. Gleichzeitig erlaubten mir meine Überlegungen zur Genese des Asthma bronchiale die Einkehr nach Innen. So war es die Ruhe vor den Allergenen, die die innere Ruhe möglich machte und nicht etwa umgekehrt.

Es mag einige unter meinen Lesern geben, die sich einen vollständigen Verzicht auf Alkohol nicht vorstellen können. Genauso wenig konnte ich mir ja ursprünglich den vollständigen Verzicht auf meine Asthmamedikamente vorstellen. Der Genuss von alkoholischen Getränken, insbesondere von Wein und Bier, sollte jedoch unbedingt unterlassen werden. Er verändert nämlich den Stoffwechsel, schwächt das Immunsystem, verleitet zum Kaffee am Morgen danach - und schlimmstenfalls auch noch zur Zigarette.

Als ehemaliger Kommunalpolitiker und Mitglied einer wissenschaftlichen Verbindung fiel es mir schwer, im gesellschaftlichen Miteinander plötzlich auf das kühle Bierchen zu verzichten. Das ging soweit, dass ich aus meinem Bonner wissenschaftlichen Kreis austrat, nur um der Gefahr, mit den alkoholischen Freuden des Lebens und dem starken Tabakqualm in Kontakt zu geraten, aus dem Wege zu gehen. Gerade in der Anfangsphase des Heilungsprozesses stellt das Brechen von Gewohnheiten - und selbst wenn es nur um eine Flasche Bier in der Woche geht - die wirkliche Herausforderung dar. Die Belohnung, wenn Bier durch kühlen Kirsch-Banane-Saft abgelöst wird, folgt jedoch auf dem Fuß:

Es ist die Gesundheit und das Wissen, dass Asthma und Allergien heilbar sind, die ich für mich entdeckte. Ich bin mir sicher, dass auch meine geschätzten Leser und die vielen Menschen, mit denen ich auf meinen Vorträgen spreche, von meinen Gedanken und Erfahrungen profitieren können. Geben Sie nicht auf, was auch immer Sie in den Medien und durch Ärzte und Bekannte zu hören bekommen. Letztlich geht es nur um Sie und um Ihre Gesundheit bzw. vielleicht auch um die Ihres Kindes. Für diese sollte keine Entbehrung zu groß sein.

Meinen Lesern von Herzen alles Gute und ein gesundes Leben wünscht,

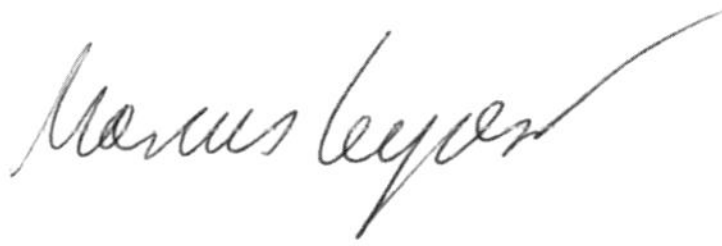

Exkurs 1: Der Glaube versetzt Berge

Keine unmittelbare wirkliche Heilung von chronischen Beschwerden kann erfolgen, ohne den Glauben des Patienten an sich selber und den Willen des Einzelnen, sich von seinen Beschwerden nachhaltig zu befreien. Die Wege, die zu dieser Befreiung führen sind vielzählig und bedürfen neben einer erheblichen Disziplin auch der Bereitschaft zum Loslassen, zum „Geschehenlassen". Der Regelfall ist nämlich nicht die Spontanheilung, die ad hoc erfolgt, sondern ein schrittweiser Heilprozess, der das Maßhalten im täglichen Leben als Grundlage zur Wiederherstellung körperlicher und seelischer Balance darstellt.

Für mich war die Zeit der Gesundung in erheblichem Maße an meinen Glauben gebunden, der mich bestärkte, weiter und immer weiter aller Widerstände zum Trotz gesund zu werden. Ob im stillen Gebet oder einem sporadisch besuchten Gottesdienst gelang es mir, die Kräfte zu sammeln, die meinem Leben die notwendige Dynamik gaben, um wieder gesund zu werden.

Mein persönlicher Glaube basiert auf einer Vorstellung von Gott, die geprägt ist durch die Einsicht, dass Gott immer der „Geschaffene" und der „Noch-zu-Erschaffende" ist. Gott als zeitlose, heilsbringende und gütige Energie zu verstehen und damit den eigenen Lebensweg zu verknüpfen, ermöglicht es dem Menschen, seinen Ärger über Andere zu vergessen: Das Gute in der Welt zu mehren, muss kein idealistisches Ziel bleiben, wenn der Erfolg dieses Ansinnens nicht in einem quietistischen Dasein mündet. Ein Glaube, der aber auf dem Quietismus, d.h. auf der schicksalhaften Ergebenheit gegenüber einer übermächtigen und alles bestimmenden Gottesvorstellung beruht, versagt sich der lebendigen Wandlung unseres Daseins und der Möglichkeit, das Gute selbst zu erschaffen. Wer Gott immer auch selbst schafft gerät nicht in Gefahr, Glaube als Dogmatismus zu verstehen - verbunden mit all den Gefahren, die hieraus entstehen können.

Ich glaube deshalb, dass Glaube - genau wie Gesundung - nicht nur vom Geist her - also kognitiv - sondern auch emotional gelebt, gefühlt werden muss. Die Kraft, die das Gebet gibt, kann den Heilungsprozess einer jeden chronischen Krankheit positiv beeinflussen. Das Gute zu mehren, ist nicht nur für den Nächsten, sondern auch für einen selber eine Möglichkeit, unmittelbar für eine bessere Welt einzutreten.

Auch an dieser Stelle möchte ich gerne an einige meiner Freunde und Bekannten denken, die mir die Freude gemacht haben, für mich zu beten. Einige Menschen können nicht beten. Sie wurden als Kinder in die Kirche gezwungen, verstehen die Bibel nicht und scheuen die vielen Regeln, die im Laufe der Zeit aufgestellt worden sind. Aber vielleicht kennen Sie Menschen und Bekannte, die glauben und bereit sind, für Sie zu beten. Warum nicht diese Menschen um ein Gebet bitten? Ist das Ziel, das Gute in der Welt zu mehren, nicht erstrebenswert? Versuchen Sie es, lieber Leser, Schritt für Schritt, und fühlen Sie, wie viel mehr Verständnis Sie für andere aufbringen werden und wie viel mehr Verständnis Ihnen entgegen gebracht werden wird.

Exkurs 2: Seele, Geist und Körper

Bereits in **Teil 1** habe ich beschrieben, wie eng die Verbindung zwischen Seele, Geist und Körper ist und in welchem Umfang der Geist die Führung übernehmen muss, wenn es darum geht, die Seele und vor allem den Körper wieder ins Gleichgewicht zu bringen. Dies ist besonders im Falle chronischer Erkrankungen wie beim Asthma bronchiale der Fall: Nur die Vernunft erlaubt die klare Verfolgung des Zieles Gesundheit. Heilung ist dabei in erster Linie an die Verbesserung des körperlichen Zustandes gebunden. Oft sind es die allergischen Beschwerden, die den Alltag des Asthmatikers in solch einem starken Umfang beeinflussen, dass das Leben „kaum noch Spaß macht" und mühsam erscheint.

Dies liegt oft daran, dass wir an den falschen Dingen Spaß empfinden, wie z.B. am übermäßigen Kaffee-Konsum oder an einem übermäßigen „Genuss" alkoholischer Getränke. An Meditation, entspanntem Frühstücken oder ausgedehnten Spaziergängen empfinden wir vielleicht auch Spaß - jedoch lässt sich dieser viel weniger zelebrieren. Oder haben Sie schon einmal jemanden sagen gehört: „Ohne meine Meditation werde ich morgens einfach nicht wach!"

Auf der anderen Seite blockieren die Allergien unser Allgemeinbefinden in einem Ausmaß, das keine wirkliche Unbeschwertheit im Alltag erlaubt. Ständig ein Spray dabei haben zu müssen, nicht joggen zu können, ohne

Medikamente bei sich zu tragen oder ständig die Sorge der anderen zu spüren, machen das Leben nicht gerade leichter.

Sehr oft sind es aber diese Erlebnisse, die dem Asthma bronchiale eine psychische Dimension verleihen. Es ist deshalb durchaus vorstellbar, dass eine Gesundung des Körpers in letzter Instanz auch von einer psychotherapeutischen Behandlung abhängen kann.

Ich schätze, dass mindestens 30% der unter Asthma und Allergien erkrankten Personen an unterdrückter Trauer und Wut leiden, ohne dies zu wissen. Fundamental ist dabei, dass sich heute die Form des Zusammenlebens in der Familie grundlegend geändert hat. Gerade junge Menschen sind immer länger auf ihre Eltern angewiesen und verlassen immer später das Elternhaus, wodurch sie sich ständig mit den natürlich vorkommenden Generationenkonflikten auseinandersetzen müssen.

Letztlich ist die Gesundung vom Asthma bronchiale und Allergien jedoch der erste Schritt, auch die Seele zu entlasten: Ein unbeschwertes Alltagsleben ist nicht - wie es oft Ärzte und einige Hersteller von Asthmasprays versprechen - durch den Gebrauch von hoch dosierten Asthmasprays zu erkaufen. Der Seelenfriede kommt aus dem Gesundungsprozess selber. Wer andauernd auf Medikamente angewiesen ist wird langsam vergessen, wie schön es ist, ein freies Leben zu führen, das Platz für Wonne und Unbeschwertheit hat.

Von Asthmamedikamenten weiß man, dass sie zu Fingerzittern, zu Unruhe und zur Beeinflussung der jeweiligen Stimmungslage des Patienten führen können. Die Reduktion der Asthmamedikamente wird also automatisch zu einer Verbesserung des Lebensgefühls führen. Fingerzittern ist fast immer ein Zeichen von übermäßiger nervlicher Erregung.

Die Heilung des Asthma bronchiale und der Allergien ist deshalb ein Unternehmen, das den ganzen Menschen sowohl in körperlicher, seelischer als auch geistiger Hinsicht mit einbezieht. Voraussetzung für die Heilung vom Asthma bronchiale muss die Bereitschaft des Einzelnen sein, all das zu versuchen, was in seiner Macht steht, um gesund zu werden und gesund zu sein. Dabei sind auch hin und wieder Wege zu beschreiten, die uns aus der Perspektive des gesunden Menschen abenteuerlich erscheinen oder die wir viele Jahre pauschal als unvorstellbar abgetan haben.

Nachtrag: Ein Jahr frei von Cortison

Im Januar 2003 konnte ich gleich ein doppeltes Jubiläum feiern: 12 Monate war ich nun cortisonfrei und 2 Jahre hatte ich kein Asthmaspray zu mir genommen. So sehr mich auch der Großteil der mich ursprünglich behandelnden Ärzte von dem Schritt zur Medikamentenfreiheit gewarnt und eine Heilung des Asthma bronchiale für schlichtweg unmöglich gehalten hatte - so wenig hatte mich jemand in meinem Bestreben aufhalten können.

Lange Jahre war ich gegen Äpfel, Birnen, Pflaumen - also eigentlich jede Art von Steinobst, gegen Frühblüher, Spätblüher, Gräser - also eigentlich jede Art von Pollen, gegen Käse, Fisch, Eier, Schweinefleisch, Schimmelpilze, Hausstaub, unzählige Arten von Parfüm, Haarspray, Waschmittel, Textilien allergisch gewesen. Meine Situation schien ausweglos, bis ich mich bei einem Arztbesuch im November 2000 nicht mit der Aussicht zufrieden geben wollte, immer höhere Cortisondosen einnehmen zu müssen. Ich vertrug die Asthmasprays nicht mehr und war mir gleichzeitig bewusst, dass eine ständige Zunahme meiner Allergien mein Leben immer weiter einschränken würde. Meine Freiheit schien in Gefahr zu sein.

Wenn ich heute an diesen November denke und mich an meine ersten Versuche erinnere, mein Asthmaspray trotz des Abratens der Ärzte flankiert durch die in **Teil 1** dieses Buches beschriebenen Maßnahmen abzusetzen, so bin ich nicht ohne Stolz. Heute fahre ich ohne meine Sprays durch die Länder, esse, wonach mir der Sinn steht und trinke dann und wann sogar einen Kaffee oder ein Bierchen. Heute kann mein Körper dies alles verkraften, ohne allergisch zu reagieren. Ursprünglich hätte ich nach Anraten der Allergologen immer mehr Medikamente und Cortison schlucken sollen - alles Maßnahmen, die meinen Körper nur zusätzlich durch die Nebenwirkungen der Medikamente geschwächt hätten und zu keiner Befreiung von meinen zahlreichen Allergien geführt hätten.

Sicherlich - Maßhalten ist nach wie vor die Devise, denn auch ein gesunder Mensch kann ja wieder in die Disbalance fallen. Meinen Lesern, die nach Monaten eiserner Disziplin auf ihre Asthmamedikamente verzichten können, sei deshalb auch geraten, sich nicht exzessiv Allergenen auszusetzen.

So vermeide ich auch heute ausgedehnte „Stauborgien" wie sie z.B. bei Umzügen oder Frühjahrsputz stattfinden. Alkohol, Kaffee und Schweinsbraten ist ebenfalls keine gute Kombination wenn es darum geht, einmal erreichte Allergiefreiheit zu bewahren. Ich trinke nach wie vor keine Milch und halte meine Wohnräume möglichst staubfrei. Ansonsten lebe ich ein „normales", medikamentenfreies Leben. Es versteht sich von selbst, dass ich auch weiterhin mein Nahrungsergänzungsmittelprogramm einhalte, da es mir nicht nur geholfen hat, mich von meinen Medikamenten zu befreien, sondern weil es für mich auch der Garant ist, allergische Reaktionen dauerhaft auch ohne Medikamente in den Griff zu bekommen bzw. sie ganz zu vermeiden.

Für meine Leser mag von Interesse sein, dass die bakteriellen Infekte infolge des Absetzens von Cortison nach einem halben Jahr, also im Juni 2002 aufhörten. Heute, Im Januar 2003 bin ich dauerhaft medikamentenfrei. Da ich seit meinem 16. Lebensjahr unter Asthma litt, ist für mich das Gefühl, nicht mehr unter Atembeklemmungen, allergischem Schnupfen und Augentränen zu leiden, immer noch so neu, dass ich mich täglich daran erfreue.

Auch wenn Heilung zunächst bedeutet, sich mit Energie für ein gesundes Leben zu entscheiden und sich auf die Signale des Körpers zu konzentrieren, um zu verstehen, was im „eigenen System" falsch läuft, scheint mir keine Mühe zu groß, um gesund zu werden, denn Allergien sind unnötig, schädigen den Körper und reduzieren - auch aufgrund der Medikamente - die Lebenserwartung.

Heute danke ich Gott für die Erkenntnisse, die er mir während der letzten Jahre gab. Ich gebe sie nun an Sie weiter und hoffe, dass sie Ihnen und gegebenenfalls Ihren Angehörigen im Heilungsprozess helfen werden. Bei diesem Buch handelt es sich um einen Selbsterfahrungsbericht. Ich habe deshalb versucht, möglichst chronologisch die Methoden und Therapien darzustellen, die ich seit Beginn meines Gesundungsprozesses gefunden und ausprobiert habe. Haben Sie selber Ergänzungen, Vorschläge oder Beobachtungen gemacht, die Sie mir mitteilen wollen, so können Sie dies gerne durch einen Brief an die am Ende des Buches genannte Adresse tun. Vielleicht möchten Sie mir aber einfach nur Ihren Erfolg mit meinem Nahrungsergänzungmittelprogramm mitteilen - auch dann würde ich mich über einen kurzen Brief freuen.

Es grüßt Sie herzlich,

Ihr
Marcus Leyrer, im Januar 2003

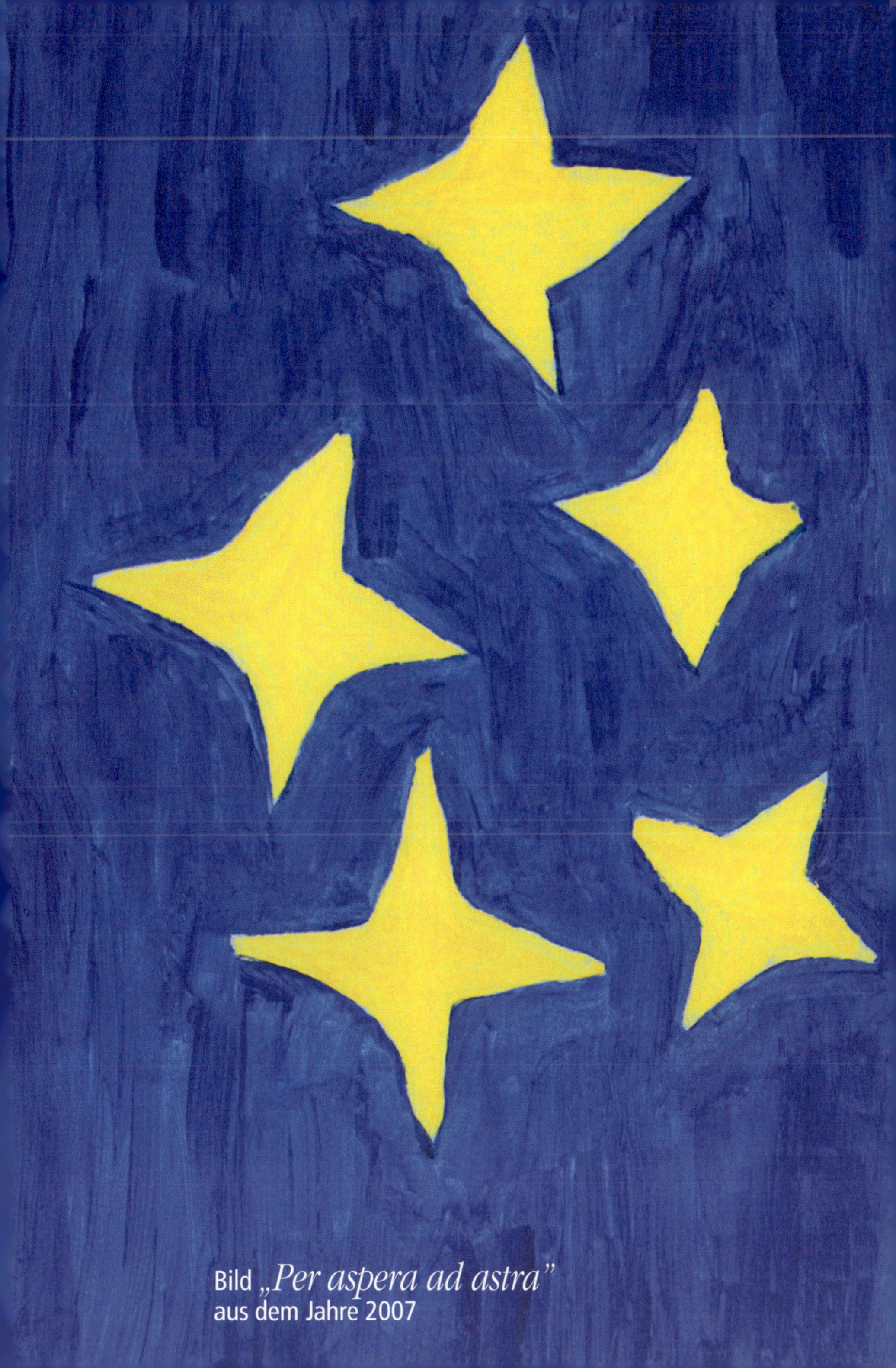

Bild *„Per aspera ad astra"*
aus dem Jahre 2007

Teil 3:

6 Jahre asthmafrei

Infekte vermeiden, Gesundheit ausbauen

1. Gesund und munter

Nach sechs allergie- und asthmafreien Jahren lebe ich heute ein beschwerdefreies Leben. Ich habe gelernt, Infekte zu umgehen und bin so gut wie gar nicht mehr erkältet. An meine letzte Bronchitis kann ich mich nicht mehr erinnern. Einige meiner Leser oder Besucher der Internetseite www.asthma-heilen.de fragen mich gelegentlich, ob es mir denn auch heute noch gut geht. Ich schreibe dann geduldig zurück und beantworte diese Frage mit „Ja!" Oft steckt dahinter der Glaube, dass Asthma und Allergien nicht heilbar seien. Welch eine Mär!

Einige Patienten haben auch von ihrem Allergologen gehört, dass Gesundungen beim Asthma nur vorübergehender Natur seien und man lieber sein Asthmaspray auch in den beschwerdefreien Zeiten nehmen sollte. Abenteuerlich! Und wer spricht eigentlich über Nebenwirkungen?

Wer die beiden ersten Teile dieses Buches gelesen hat, weiß, wie Allergien und Asthma Schritt für Schritt entgegengetreten werden kann. Es liegt natürlich auf der Hand, dass viele Ärzte gar keine andere Wahl haben, als ihren Patienten zu empfehlen, prophylaktisch, also vorbeugend und ständig die Asthmamedikamente zu nehmen - also selbst, wenn sie eigentlich nicht gebraucht werden. Dahinter steckt eine Art der Sorgfaltspflicht. Schließlich kann das allergische Asthma einen tödlichen

Ausgang nehmen. Und nur allzu viele der Asthmatiker ziehen die kostenlosen Asthmamedikamente ohnehin den selbst zu bezahlenden Leistungen beim Heilpraktiker oder beim naturheilkundlich versierten Arzt vor, ganz zu schweigen für die - vergleichsweise sehr geringen - Kosten für die Vitalstoffe.

Nach der Gesundung begann für mich jedenfalls ein neuer Lebensabschnitt. Meine berufliche und gesundheitliche Belastbarkeit wuchsen zunehmend - und das war auch notwendig. Beruflich begann ich in Berlin für eine PR-Agentur tätig zu sein. Bald entwickelte sich hieraus eine neue Perspektive als Marketing-Mann eines großen Unternehmens des Agribusiness in Münster. Da ich zuvor mit Landwirtschaft nichts zu tun hatte, sorgte das für meinen Bereich zuständige Vorstandsmitglied dafür, dass ich zwei Monate auf verschiedenen Bauernhöfen im Münsterland und im Weser-Ems-Gebiet tätig sein durfte. Da lernte ich nun alles - vom Kühe melken bis zum Traktor fahren und ich sah auch mein erstes Schwein. Die körperliche Belastungsprobe war enorm und an der langen Bauerntafel wurde gemeinsam mit der Familie und den Lehrlingen gespeist - und da wurde eben alles gegessen, was auf den Tisch kam.

Hatte ich ursprünglich noch etwas Furcht vor den Heuballen und dem Ausmisten gehabt, so verflüchtigten sich alle Ängste in kürzester Zeit. Ich war plötzlich ein gesunder, junger Mann, der nun zusammen mit Landwirten und Lehrlingen fleißig seine Arbeit tat.

Mir fiel auf, dass Allergien im landwirtschaftlichen Bereich so gut wie kein Thema sind. Jedenfalls was die dort arbeitenden Menschen angeht. Anders ist dies hingegen mit den Tieren. Später sollte ich erfahren, dass Atembeschwerden bei Kälbern und Schweinen auf dem Vormarsch sind und dass selbst Allergien bei Pferden homöopathisch - und erfolgreich - behandelt werden.

In meiner späteren Tätigkeit im Marketing war ich unter anderem damit beauftragt, eine Marketing-Kampagne für ein neu konzipiertes Futtermittel für Kälber mit Durchfall und Atemwegsproblemen zu realisieren. Auch luden wir im Bereich Futtermittel regelmäßig Professoren ein, die über die Schwerpunkte Vitalstoffe und Versorgung der Tiere referierten. Was mich so erstaunte war, dass die Rolle von Vitalstoffen in der Tierernährung bereits seit vielen Jahrzehnten eine wichtige Rolle spielt - ohne, dass diese Erkenntnisse von der Humanmedizin aufgegriffen wurden. Heute, in einer Zeit, in der die Verwendung von Antibiotika zunehmend in der Tieraufzucht - und das nicht nur in der ökologischen Tierhaltung - verboten sind, bekommen Vitalstoffe eine immer wichtigere Bedeutung. Der Zusammenhang zwischen Vitalstoffversorgung und Reduzierung der Gesundheitsprobleme ist also in der Tierhaltung ein offenes Geheimnis.

Obwohl ich zunächst einfach nur froh war, nach meiner gesundheitsbedingten Pause eine Anstellung im Bereich des Marketing zu finden, stellte sich bald heraus, dass meine neue berufliche Aufgabe unmittelbar mit meinem Interesse für Gesundheit und Mikronährstoffe in Zusammenhang stand.

Parallel dazu bemühte ich mich, die zahlreichen Leseranfragen, die mich erreichten, gewissenhaft zu beantworten. Mit dem Erscheinen der Erstausgaben der beiden Bücher „Asthma heilen. Allergien heilen" erlangte ich Platz eins für das Stichwort „Asthma" beim Online-Buchhändler amazon.de, sodass eine entsprechende Vielzahl von Anfragen nicht ausblieb. In erster Linie wurde ich nach den richtigen Vitalstoff-Präparaten gefragt. Aber es kamen auch sehr erfreuliche Rückmeldungen von Lesern, die mir über ihre Erfolge berichteten oder mir einfach ihren Dank aussprachen. Dies hat mich immer sehr gefreut und ich freue mich auch heute noch über jede Information in Bezug auf Erfolge oder Problemen mit den von mir beschriebenen Therapien und Maßnahmen auf dem Weg zur Gesundung.

Wenn ich heute auf die Tätigkeit im landwirtschaftlichen Bereich und auf den Bauernhöfen zurückblicke, fühle ich mich sehr zufrieden. Ich habe die Probe aufs Exempel bestanden und konnte gleichzeitig - nach krankheitsbedingter Auszeit - zurück in den Arbeitsmarkt finden. Gleichzeitig stieg das Interesse im Bereich der pharmazeutischen Industrie aber auch bei einigen mittelständischen Unternehmen, die sich alternativen Heilmethoden verschrieben haben. Die ersten Buchbestellungen, die bei mir eingingen, waren allesamt von pharmazeutischen Unternehmen aus deutschsprachigen und europäischen Ländern.

Allerdings gab es auch einige unschöne Erlebnisse. So musste ich mein Forum auf **www.asthma-heilen.de**, das ursprünglich für den Austausch meiner Leser gedacht war, abmelden, da ich keine Zeit mehr fand, die vielen Werbebotschaften für Vitalstoff-Präparate zu löschen. Denn nicht alle Vitalstoff-Präparate sind meiner Ansicht nach für Allergiker geeignet.

Außerdem gelang es einem amerikanischen Unternehmen über eine alte Version des T-Online Browsers auf meiner Seite jeweils das Wort „Asthma" gelb zu hinterlegen. Klickte man auf das Wort „Asthma", so erschien fortan eine Werbebotschaft für ein amerikanisches Asthmaspray. Ein Besucher meiner Seite machte mich auf diese Tatsache aufmerksam. Ich fuhr extra nach Göttingen, um mir die Angelegenheit anzuschauen, aber trotz Rücksprache mit einigen Technikern gelang es uns nicht herauszufinden, wie es möglich war, die Werbung auf der Internetseite illegal zu schalten.

Trotz dieser Ereignisse: Es überwiegen die positiven Erlebnisse. So ist der Kontakt zu meinen Lesern sehr positiv und ich habe aufgrund von Reaktionen und Briefen immer mehr über die unterschiedlichen Formen des Asthmas gelernt und auch über die jeweiligen psychischen Komponenten, die die Folgen der Erkrankung mit sich bringen. Doch davon später mehr.

Heute, im Januar 2007, schreibe ich diese Zeilen für die neue Ausgabe des Selbsterfahrungsberichtes. Ziel ist es für mich, im dritten, neuen Teil des Berichtes darzustellen, wie es mir gelang, meinen Gesundheitszustand so zu stabilisieren, dass ich keine Atemwegsinfekte mehr bekomme. Gleichzeitig möchte ich die Rolle der Psyche, also des Geistes und der Seele, noch einmal untersuchen. Im Vordergrund stehen dabei eher allgemeingültige Überlegungen. Es geht also nicht nur um Asthmatiker und Allergiker, sondern um generelle Überlegungen zu chronischen Erkrankungen.

2. Infekte vermeiden

Das Thema Nummer eins aller Patienten mit Atemwegproblemen, aber auch derer, die sich als ehemalige Asthmatiker bezeichnen können, muss das Vermeiden von Infekten sein. Die Lunge braucht einige Jahre, um sich zu erholen. Im Klartext: Die Schleimhäute regenerieren sich über Jahre hinweg. Irgendwann ist es dann soweit. Man ist gesünder als man je war. Und wer seit Kindesbeinen Allergiker war und ständig entzündete Atemwege hatte, wird merken, wie die Gesundheit auch im Erwachsenenalter trotz großer beruflicher Herausforderungen weiterhin ständig wachsen kann.

Zwei Erfahrungen brachten mich dazu, noch stärker über die Vermeidung von Infekten nachzudenken, als ich dies ohnehin während meines Genesungsprozesses getan hatte. Einerseits hatten die Atemwegsinfekte infolge des Absetzens des Cortisons zur wiederholten Einnahme von Antibiotika geführt. Dies wollte ich beenden, zumal nach jeder Einnahme der Antibiotika eine Darmsanierung zu erfolgen hatte. Auch musste ich für die Einnahme von Antibiotika immer ein ärztliches Rezept haben - und mit dem Umzug nach Münster hatte ich auch meine Hausärztin wechseln müssen. Andererseits hatte ich seit Jahren immer im Herbst, d.h. in den Monaten Oktober und November eine Erkältung, an die sich eine Bronchitis anschloss. Aufgrund meiner Erfahrungen mit der Heilung von Allergien und Asthma war ich mir sicher, dass ich auch die alljährlichen Bronchialinfekte in den Griff bekommen würde.

Natürlich war ein Großteil der Strecke meiner Gesundung zurückgelegt und ich hatte eigentlich langsam andere Dinge zu tun, als mit alternativen Heilmethoden zu experimentieren. Aber ich hatte mir ja geschworen, ganz gesund zu werden - und das galt eben auch für die durchaus gewöhnlichen alljährlichen Erkältungen.

Ein Vorteil war, dass ich gelernt hatte, wie ich mir selbst Infusionen und Injektionen verabreichen konnte. Dies kann natürlich auch ein Heilpraktiker übernehmen. Bei ersten Anzeichen einer Erkältung legte ich mir so eine Infusion und nahm mir aus dem rechten Arm Blut ab, das ich vermischt mal mit Magnesium (Diasporal®), mit Vitamin B12 (Pascoe®) oder mit Vitamin C (Pascoe®) als Eigenbluttherapie intramuskulär in den Oberschenkel spritzte.

Außerdem hatte ich mich gegen Pneumokokken und gegen die Grippe impfen lassen. Beide Impfungen sind so genannten Risiko-Gruppen vorbehalten. Die Pneumokokken-Impfung beugt einer Lungenentzündung infolge einer Infektion mit Pneumokokken vor. Sie wird alle sieben Jahre verabreicht. Die Grippe-Impfung erfolgt jährlich.

Ich reagierte immer heftig auf die Grippe-Impfung, sodass ich sie mir abends verabreichen ließ und dann direkt ins Bett ging. Eigentlich wird Allergikern von einer Grippe-Impfung abgeraten, da die Erreger in Hühnereiweiß aufgezogen werden - aber dies war kein Problem für mich und ich hatte auch keine allergischen

Reaktionen an der Injektionsstelle. Mir fiel jedoch auf, dass ich regelmäßig etwa eine Woche nach der Grippeimpfung einen Infekt mit sich anschließender Bronchitis bekam.

Im Jahre 2005 ließ ich mich zum letzten Mal gegen Grippe impfen. Zuvor hatte ich eine Injektionskur mit Regeneresen® gemacht. Die „Regeneresen®-Kur" nach Professor Dyckerhoff [20] besteht aus Ribonucleinsäuren, die eine wichtige Rolle im Körper übernehmen.

Ampullen Regeneresen® nach Professor Dyckerhoff	Anwendungszeitraum
5 x Regeneresen® „pulmo" PZN 1213620 5 x Regeneresen® „glandula thymi" PZN 1213873	Alle 2 - 3 Tage für 2 Wochen; ideal im Spätsommer / frühen Herbst zur Grippe-Prophylaxe und Stabilisierung von Bronchien, Lunge und Immunabwehr des Asthmatikers

Tabelle 8:
Anwendung „Regeneresen®" nach Marcus Joachim Leyrer

Die Regeneresen® enthalten diese Säuren, die aus Hefe und organspezifisch aus Organen des Rindes gewonnen werden. Ich probierte unterschiedliche Ampullen aus. Schließlich injizierte ich mir über einen Zeitraum von 2 Wochen fünf Ampullen „Lunge" und fünf Ampullen „Thymus". Diese Kur wiederholte ich im darauf folgenden Jahr, als ich die Grippeimpfung zum ersten Mal wegließ.

[20] Siehe auch „Informationen über Regeneresen®" nach Prof. Dr. H. Dyckerhoff, beim Hersteller, Köln 2005

Die Idee, Aminosäuren zu injizieren, rührt daher, dass zu stärkende Organe dadurch profitieren können, dass dem Körper Aminosäuren aus den entsprechenden Organen des Rindes injiziert werden. Dabei muss man wissen, dass die Thymus-Drüse beim Kind zuständig für die „Programmierung" von Zellen der spezifischen Immunabwehr ist. Mit zunehmendem Alter verliert sie ihre Funktion im Körper des Erwachsenen, was unterstreicht, dass das Vermögen von Kindern, ein gesundes Immunsystem aufzubauen, gerade in den ersten Lebensjahren am größten ist.

Die Kur funktionierte prima. Ich fühlte mich vitaler, bekam aber - wie in den Jahren zuvor - im Herbst einen Infekt. Doch diesmal benötigte ich kein Antibiotikum. Zwar bekam ich eine Bronchitis, aber mein Körper überwand sie. Zum ersten Mal seit ich denken kann, bekam ich Fieber. Mein Körper wehrte sich und kämpfte selbständig gegen den bronchialen Infekt an. Außerdem hatte ein mich behandelnder naturheilkundlich versierter Arzt aus Münster mir den Hinweis gegeben, dass in der Apotheke erhältliches Efeuextrakt eine schleimlösende Wirkung hat.

Pflanzliche Naturheilmittel können bei der Infektvermeidung eine wichtige Rolle spielen.

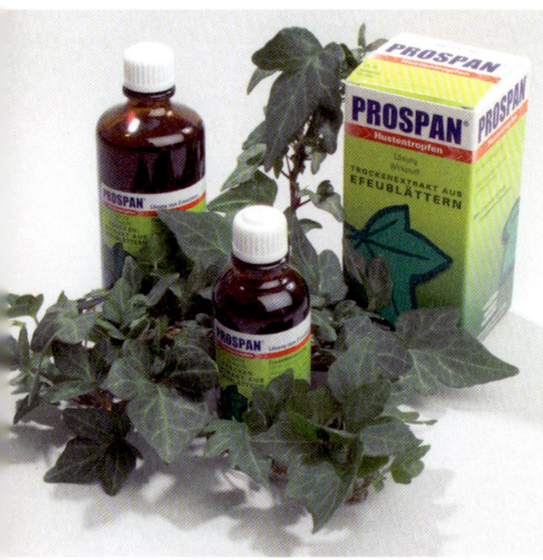

Meiner Erfahrung nach können Asthmatiker beim drohenden Infekt durch die rechtzeitige und regelmäßige Einnahme von Prospan®-Tropfen aus der Apotheke sehr gut profitieren. Ich selbst bevorzuge Produkte in Tropfen-Form immer dem Sirup oder auch Tabletten, da sie in der Regel weniger Zusatzstoffe enthalten.

Bitte beachten Sie, dass die empfohlene Tropfen-Menge in der Regel das Körpergewicht nicht berücksichtigt. Sollten Sie also ein durchschnittliches Gewicht haben, so sind die in den Beipackzetteln angegebenen Einnahme-Mengen für Sie in der Regel ideal.

Nachdem mein Körper also die Bronchitis ohne Einnahme von Antibiotika überstanden hatte, war ich bester Laune. Dies war die Krönung meines Gesundheitsweges und ich merkte, wie mein Körper - obwohl allergische Beschwerden längst ausgeräumt waren - ständig „gesünder" wurde.

Ich entschloss mich schließlich, keine Grippe-Impfungen mehr durchzuführen. Ursprünglich hatte ich meiner Familie immer empfohlen, sich gegen Grippe impfen zu lassen. Jedoch entschied ich mich, nun auf andere Art und Weise für meine Gesundheit zu sorgen. Ich habe seither keinen bronchialen Infekt mehr gehabt.

Personen, die ein Lungen-Emphysem haben oder wissen, dass sie in ein Krankenhaus müssen, sollten sich bei ihrem Arzt über eine Pneumokokken-Impfung informieren. In deutschen Krankenhäusern gibt es heute verstärkt

Maßnahme	Zeitpunkt	Therapeut
Injektionen nach Prof. Dr. H. Dyckerhoff	September / Oktober	Heilpraktiker / naturheilkundlicher Arzt
erhöhte Vitalstoffgabe bei drohendem Infekt	30 - 90 mg Zink, 1 - 3 mg Kupfer, mehrere Gramm Vitamin C je nach individuellem Bedarf	Selbstmedikation, versierter Heilpraktiker (Dosis Vitamin C gegebenenfalls austesten lassen)
Eigenblutinjektion	beginnender Infekt	Heilpraktiker
Prospan®-Tropfen	beginnender Infekt	erhältlich in der Apotheke, ausreichend Tropfen zu sich nehmen

Tabelle 9:
Maßnahmen zur Infektvorbeugung

nosokomiale Infektionen, also Infektionen durch Keime, die sich in Krankenhäusern besonders wohl fühlen und dort gehäuft auftreten. Hier macht es meiner Ansicht nach Sinn, eine Impfung gegen Lungenentzündung zu verabreichen, wenn die Atembeschwerden nicht zu stark sind und wenn keine schweren Impfreaktionen aus der Vergangenheit bekannt sind.

3. Die Psyche des Allergikers

„Mir fehlt die Luft zum Atmen" oder „Mir schnürte es die Kehle zu" sind typische Formulierungen aus dem deutschen Sprachgebrauch. Der eine hat sich so erschreckt, dass das vegetative Nervensystem keinen Atemimpuls mehr gibt. Der andere war so wütend, dass ihm einfach die Luft wegblieb und wieder einem anderen ging vor lauter Anstrengung die Luft aus.

Unsere Seele und unser Geist, die in ihrem Zusammenspiel gerne als „Psyche" bezeichnet werden, tragen ihren Anteil am Thema Asthma. Nicht so, wie es oft von Laien und Ärzten abgetan wird. In den 80er Jahren galt Asthma als psychosomatische Erkrankung. Das Wort Psychosomatik wird von gesunden Laien ohnehin gerne mit „nicht vorhanden" übersetzt. Allerdings wurde mit zunehmender Verbreitung von Krankheiten wie Asthma, Allergie und Neurodermitis immer deutlicher, dass allergische Reaktionen heftige Entzündungsprozesse des Körpers sind, die natürlich auch durch Stress und andere Faktoren psychischer Natur beeinflusst werden können. Es ist aber ein großer Fehler zu denken, nur unglückliche Menschen litten an Asthma und Allergien. Viele sind unglücklich wegen ihrer Erkrankung aber sie leiden nicht an der Erkrankung, weil sie unglücklich sind. So gesehen hat ja auch ein Beinbruch eine psychische Dimension - wer nämlich unachtsam und zu schnell die Treppe herunter läuft, weil er schnell dem Postboten öffnen will, befindet sich auch im Stress. Dennoch würde niemand behaupten, dass ein gebrochenes Bein lediglich eine psychische Dimension hat.

Nichts desto trotz sind mir bei meinen Gesprächen mit Asthmatikern, Neurodermitikern und Allergikern immer wieder ähnliche Verhaltensweisen aufgefallen. Man kann sicherlich nicht alle über einen Kamm scheren und auch hier gibt es unterschiedliche Typen und Phänomene, aber es wäre ein Fehler, diese Tatsachen nicht anzusprechen. Jetzt geht es ans Eingemachte und viele Leser werden von sich behaupten, sie seien „psychisch kerngesund". Denken Sie daran: Es geht hier um Ihre Gesundheit. Mir hat die Bereitschaft tabulos alles zu reflektieren Gesundheit gebracht. Die folgenden Zeilen finden auch deshalb Eingang in dieses Buch, da ich immer wieder Leser getroffen habe, die eben nicht (oder noch nicht) bereit waren, alles schonungslos zu reflektieren. Allerdings habe ich auch viele Leser getroffen, die hierzu bereit waren.

3.1 Reaktionen auf das Buch und „habits"

In den Jahren seit dem Erscheinen der beiden Bände meines Selbsterfahrungsberichtes habe ich mit vielen Lesern sprechen dürfen und viel Zuspruch erhalten. Einige Reaktionen waren aber auch darüber hinaus erstaunlich. So hatte ich Kontakt mit einer Person, die aufgrund ihres Asthmas berufsunfähig geschrieben ist. Diese Person definierte sich ausschließlich über Aktivitäten im Rahmen der Selbsthilfe und war sehr stolz, trotz Asthma Marathon laufen zu können. Die Tatsache, dass jemand davon berichtete, sich von Asthma geheilt zu haben, führte zu einem heftigen Brief, der mich erreichte und den ich jetzt nicht zitieren möchte. Die Reaktion deutet aber darauf hin, wie sehr sich Personen über ihre Krankheit definieren. Grundsätzlich ist bei aller Identifikation mit Krankheiten des allergischen Formenkreises immer wichtig zu beachten, dass es sich um Krankheiten handelt und das Ziel die Heilung sein muss.

Schließlich sprechen viele Asthmatiker auch von „ihrem Asthma". Der Patient ist nicht mehr an Asthma erkrankt, sondern im Besitz der Krankheit. Sie haftet ihm an, wie sein Humor oder sein Temperament und gleichzeitig definiert er sich über die Krankheit, die wie eine unabdingbare Eigenschaft, wie ein fester Bestandteil seines Charakters an ihm haftet. Dabei kann er oft gar nichts dafür, dass er sich so äußert - ist es ihm denn nicht von Kindesbeinen an eingetrichtert worden, dass „sein Asthma" unheilbar sei?

Heilung, liebe Leser, ist immer die Bereitschaft, radikal umdenken zu wollen und zu können. Nicht jeder vermag das. Viele fürchten sich davor. Manchmal führt dieses Unvermögen zu heftigen Abwehr-Reaktionen, die ihren Ursprung in der Seele, vor allem aber im Geist haben. Wenn der Geist nicht bereit ist, sich vorzustellen, gesund sein zu können, werden Seele und Körper nicht gesunden können. Heftige Abwehrreaktionen bei bestimmten Gesprächen oder Therapievorschlägen (z.B. um keinen Preis auf Milch verzichten zu wollen) können dabei immer hilfreiches Indiz sein. Oft stecken Angewohnheiten, manchmal aber auch verborgene Ängste (beispielsweise sich dem Berufsalltag stellen zu müssen) hinter einer zurückweisenden und ablehnenden Haltung. Dies ist vor allem Heilpraktikern, die auch psychotherapeutisch praktizieren, aus ihrer täglichen Praxis bekannt. Oft ist es auch die Furcht vor den Anstrengungen, etwas ändern zu müssen, die uns vom Betreten des Weges zur Besserung oder gar Heilung von unseren Beschwerden abhält.

„Niemand wird Sie heilen.
Heilen können nur Sie sich selbst."

Aber vielleicht haben Sie Glück und Sie lernen Dinge, die Ihnen im Heilprozess helfen und Sie treffen Menschen, die Ihnen im Heilprozess helfen. Aber dazu müssen Sie zumindest offen sein und gesund werden wollen.

„Suche Dir im Heilprozess Unterstützung."

Viele Dinge, die Heilprozesse unterstützen, sind bekannt.

Viele Therapien kann man mit Hilfe von Heilpraktikern und naturheilkundlichen Ärzten, aber auch durch Ratschläge von Apothekern, die sich die optimale Beratung der Kunden auf die Fahne geschrieben haben, tätigen.

Ein weiteres Phänomen, das ich immer wieder im Umgang mit Allergikern und Asthmatikern selbst in meinem Freundeskreis hören durfte, ist die Formulierung „Das ist seins" bzw. „Das ist meins". Sie werden lachen. Diese Formulierung habe ich vor den zahlreichen Anrufen aus meinem Bekanntenkreis zum Thema Asthma und Allergie eigentlich nie gehört. „Das ist seins!" sagen immer aufgebrachte Mütter, die nachfragen, wieso ich beispielsweise Milch als so ungesund ansehe und die mir berichten, dass ihre Kinder eigentlich nur Milch trinken.

„Das ist meins!" erzählen mir wiederum asthma- und allergiekranke Patienten, die oft nicht wissen, dass ich mich mit atopischen Erkrankungen seit vielen Jahren beschäftige und die mir von ihren „habits", d.h. „Angewohnheiten" berichten.

„Breche mit alten Angewohnheiten. Sei bereit, alles in Frage zu stellen. Sei bereit, alles zu hinterfragen."

Fast jeder allergische Asthmatiker hat eine ungesunde Angewohnheit, aber auch die Neurodermitiker haben solche ungesunden Angewohnheiten, in denen sich das unplatonische Übermaß manifestiert. Ich habe Asthmatiker kennen gelernt, die jeden Abend Weizenbier gemischt mit Limonade getrunken haben. Ich habe mit

Neurodermitikern gesprochen, die ständig Milch tranken. Andere wiederum nahmen Übermengen von Colagetränken oder künstlichen Süßstoffen zu sich. Es gibt Asthmatiker, die dreimal die Woche in die Sauna gehen und sich wundern, dass sie ständig trockene Schleimhäute haben und deshalb sehr leicht Atemwegsinfektionen bekommen. Es gibt Allergiker, die Unmengen von Haarspray, Parfüm und sonstige Düfte, wie Toilettensteine und Duftkerzen verwenden. Andere leben mit Katzen auf engstem Raum und sind bereit, alles für die Gesundung zu tun - nur mit dem Gedanken, die Katze aus dem Schlafzimmer zu entfernen, können und wollen sie sich nicht auseinandersetzen.

Haben Sie auch etwas, was so typisch für Sie ist? Etwas, von dem Sie auf keinen Fall ablassen wollen und was Sie gleichzeitig für absolut harmlos erachten? Unter Umständen ist dieses Etwas genau das, was Sie als Allererstes lassen müssen. Das „Maßlose" manifestiert sich oft in genau diesem kleinen Detail. Es ist die Spitze des Eisberges.

3.2 Neue Bewusstseinswerdung

Oft ist es nicht nur das. Wie ein Spiegelbild des alltäglichen Habitus lassen sich manchmal auch Werte und Einstellungen im seelischen und geistigen Bereich finden, die die Genesung von Allergie und Asthma behindern und im Seelischen verborgen sind. In der Psychologie spricht man von Blockaden. So wie das Festhalten an falschen Angewohnheiten den Heilprozess im körperlichen Sinne blockieren kann, so können auch falsche Einstellungen und Werte seelische Prozesse blockieren. Dies manifestiert sich manchmal sogar in Denkblockaden.

Dahinter steht oft die Verwechslung von gut und böse. Übertriebenes Schwarz-Weiß-Denken, falsche und überfordernde Prioritäten-Setzung und zwanghafte Vorstellungen bezüglich der eigenen Person im Sinne eines falsch verstandenen Ich-Ideals führen dabei zu jenen Blockaden, die Seele und Geist die Ruhe rauben, um sich auf das Wichtige zu konzentrieren und Heilprozesse in Gang zu bringen.

Der oben erwähnte Marathonläufer hält es für völlig normal, mit Asthma „arbeitsunfähig" „erfolgreich" sein Leben zu bestreiten. Vielen chronisch Kranken, die resigniert haben, fällt es schwer zu unterscheiden, was gut und was schlecht für sie ist und was das wirkliche Ziel sein sollte: nämlich gesund zu sein. In Analogie zum oben beschriebenen schadhaften Habitus des Cola-Trinkens, verharren einige Personen in Lebensanschauungen, die weitaus mehr als die Spitze des Eisberges der chronischen Erkrankungen darstellen. Vor allem Frauen und Männer im Alter zwischen 20 und 40 Jahren, aber auch Menschen in anderen Lebensabschnitten sind für Fehlschlüsse anfällig und benötigen deshalb oft eine neue Bewusstseinswerdung.

Doch wie äußert sich dies? Oft ist die Beziehung zu den Eltern ein Schlüssel. Eng damit verbunden ist die Frage, wo man oder frau steht, d.h. die Suche nach der eigenen Rolle in Familie und Gesellschaft. Während früher das autoritäre Vaterbild in Deutschland sehr ausgeprägt war, brachten die 70er Jahre eine Umwälzung des Elternbildes, jedoch ohne für eine Ausbalancierung der Rolle Vater, Mutter und Kinder zu sorgen. War es früher die Autorität, die den Austausch behinderte, so ist es heute die absolute Harmonie und das Laisser-Faire, das eine Orientierung in jungen Jahren für viele Heranwachsende so schwierig werden lässt. Viele Menschen, die in den 60er Jahren und Anfang der 70er Jahre geboren sind, verstehen sich heute immer noch als Kinder ihrer Eltern und sind sich ihrer Verantwortung für sich selbst, ihre Familie, die Gesellschaft und ihren Lebensstil nur unzureichend bewusst.

Heute - und das spätestens schon seit dem Ende der 70er Jahre - gilt es als chic aus einer harmonischen Familie zu kommen, in der sich alle immer und ständig prima verstehen. Andererseits gilt für viele junge Erwachsene ein moderates Verhältnis zur eigenen Familie schon als „Versagen". Oft ist es so: Entweder trifft man auf Menschen, die von dem hervorragenden Verhältnis zu ihren Eltern schwärmen oder das Gegenteil ist der Fall:

Viele berichten von dem furchtbaren Unrecht, das ihnen geschehen ist und von einer furchtbar schlechten Beziehung. Schwierig scheint es auch hier zu sein, das richtige Verhältnis zu finden. In den letzten Jahren ist dieses Thema im Kontakt mit meinen Lesern immer wieder zur Sprache gekommen. Interessanter Weise habe ich die Thematisierung der Qualität der Beziehung zu den Eltern (und auch Kindern) bei meinen Freunden aus Belgien und Frankreich nie in dieser Form erlebt, weshalb es sich sicherlich lohnt, auch an anderer Stelle einmal in gesellschaftlicher Perspektive darüber zu reflektieren. Entscheidend ist auch hier die subjektive Wahrnehmung. Ich habe oft mit chronisch kranken Personen gesprochen - und hier meine ich nicht nur Allergiker, Asthmatiker und Neurodermitiker - die „ohne ihre Eltern nicht Leben können". Was heißt das im Klartext?

Wer ohne seine Eltern nicht leben kann, will unterbewusst vor ihnen, zumindest aber mit ihnen sterben und ist nicht bereit, seinen eigenen Weg zu beschreiten. Was so lapidar als Liebesbekenntnis ausgesprochen wird, ist in Wahrheit eine dramatische Facette, eine psychologische Konkurserklärung, nämlich nicht eigenständig leben zu können und zu wollen. Dies gilt natürlich analog für alle Beziehungen, die wir im Laufe unseres Lebens eingehen. Gerade in Liebesbeziehungen ist die Aufgabe der eigenen Persönlichkeit oft der Anfang vom Ende.

Der Wechsel von einer übertriebenen Authoritätsbeziehung hin zu einer gesellschaftlich akzeptierten Laisser-Faire-Beziehung zwischen Eltern und Kindern („Lass sie tun, was sie wollen. Lass sie glauben, was sie wollen.") findet ihren Niederschlag in der Beziehung der Entitäten Seele-Geist-Körper der Person. Die neue Bewusstseinswerdung orientiert sich dabei an der einfachen Tatsache, dass eine Beziehung zu den Eltern nicht durchgehend harmonisch und reibungslos sein kann bzw. sein darf.

Beziehungen, die wirklich harmonisch sind, resultieren aus einer ausgeprägten Diskussions- und Streitkultur, die als Grundlage den fairen Umgang miteinander hat. Beziehungen ohne solch eine Kultur führen letztlich zu einer fehlenden Autarkie des Individuums. Wer keinen Standpunkt hat, kann keine erfolgreichen Beziehungen führen und kann sich natürlich analog auch nicht erfolgreich mit anderen Standpunkten auseinandersetzen. Auffällig ist hier die Parallele zum abwehrgeschwächten und allergisch reagierenden Körper: Entweder reagiert er nicht ausreichend stark auf Infekte, beispielsweise durch ausbleibendes Fieber, oder er reagiert zu stark, beispielsweise auf ungefährliche Proteine, die wir dann als „Allergene" bezeichnen.

Schlichtweg jedwedes erfolgreiches Miteinander bedarf eines eigenen, autarken Standpunktes und eines fairen Umgangs miteinander. Letztlich geht es auch hier um die richtige „Dosierung" in sozialen Beziehungen.

Harmonie um jeden Preis verhindert Mündigkeit und Lebensfreude - in jeder menschlichen Beziehung. Welchen Grund hätte der Vater im Gleichnis vom „Verlorenen Sohn" aus dem Lukas-Evangelium gehabt, sich zu freuen, als er wieder zurück zu ihm kehrte? Der Sohn, der zu Hause geblieben war, verstand diese Freude zunächst nicht: „Der Vater antwortete ihm: Mein Kind, du bist immer bei mir, und alles, was mein ist, ist auch dein. Aber jetzt müssen wir uns doch freuen und ein Fest feiern: denn dein Bruder war tot und lebt wieder; er war verloren und ist wieder gefunden worden."[21]

„Nur wer geht, kann wiederkommen. Nur wer sich positioniert, also handelt und spricht, kann erfolgreich und lebendig eine Beziehung gestalten."

Es fasziniert mich immer wieder auf Personen zu treffen, die mir innerhalb kürzester Zeit offenbaren, über welche Themen sie nicht sprechen wollen. Meist steht ganz am Anfang die Aussage, dass sie bereit sind, alles zu tun, um zu gesunden, außer eben, dass sie nicht auf dies oder das Lebensmittel, beispielsweise Milch, verzichten wollen oder - in Analogie zum seelischen Befinden - dass sie eben nicht über die Eltern oder auch den Ehemann oder die Ehefrau sprechen wollen, und dass außerdem sowieso alles so „harmonisch" sei.

Dabei ist die Wahrheit so natürlich und einfach. Gerade auf Menschen, die man liebt, kann man sehr wütend sein. Gerade durch sie können einem Dinge widerfahren, die einen traurig machen. Aber das Ziel der Harmonie um jeden Preis verbietet eine Reflektion zu diesem

---

[21] Die Bibel, Lukas-Evangelium aus dem Gleichnis vom verlorenen Sohn

Thema und so bauen sich Barrieren auf, die wir vielleicht gar nicht in uns vermuten und die unserer Heilung entgegenstehen.

Auf Anhieb würden Sie mir wahrscheinlich berichten, dass Sie keine Wut gegenüber Ihren Familienmitgliedern, vielleicht auch engen Freunden verspüren und ebenfalls keine Trauer. Denken Sie an die Tempelkonstruktion der Allergene, die ich im ersten Teil des Buches vorgestellt habe. Viele allergische Reaktionen beruhen auf Milch, Schweinefleisch, Weizen und Zucker und viele Allergiker wissen gar nicht, dass die Milch ihr Problem ist, und dass sie aufgrund ihres (ach so gesunden) Milchkonsums ständig neue Allergien entwickeln. Genauso ist es mit der Wut oder der Trauer, die viele Menschen in sich tragen ohne davon zu wissen. Oft prägen sie unsere Verhaltensweisen auch gegenüber dritten Personen, die wir im Berufsleben oder in unserer Freizeit treffen - mit all den entsprechenden Verwicklungen und Problemen, die unsere in der Familie oder an anderem Ort erworbenen Verhaltensmuster hervorrufen können.

Ein weiterer Aspekt einer neuen Bewusstseinswerdung ist oft eine Frage der Großzügigkeit. Damit ist nicht nur die finanzielle Großzügigkeit gemeint, sondern schlichtweg die Großzügigkeit gegenüber dem Verhalten des Anderen. Sicherlich ist das auch eine Form der Nächstenliebe - bei der man seinen eigenen Standpunkt natürlich nicht vergessen sollte.

Der Nachbar ist laut, der Autofahrer fährt schlecht und

die Freunde ärgern Sie durch ihre Albernheit und so weiter und so fort. Aber tun wir das nicht alle einmal, albern sein, die falsche Abbiegung nehmen und Krach machen? Viele Menschen vergessen sich im Alltagsstress und reagieren im wahrsten Sinne des Wortes „allergisch" auf alles, was ihnen gerade nicht in den Kram passt. Oft wird dies dann mit Jähzorn, mit Unkontrolliertheit oder mit aufbrausendem Temperament übersetzt. Allzu oft stecken aber seelische und körperliche Unpässlichkeiten, wie allergische Belastungen oder seelische Beeinträchtigungen, wie beispielsweise Überforderungen und Depressionen dahinter.

„Wer großzügig behandelt werden will, sollte großzügig sein - allerdings ohne je den eigenen Standpunkt zu vergessen."

Im Englischen gibt es ein hervorragendes Wort, das diese miesepetrige Charaktereigenschaft ganz einfach umschreibt: judgemental. Judegemental sind Personen, die zu allem ihr Urteil abgeben und gar nicht aufhören können, die Welt in gut und böse, in schwarz und weiß zu malen. Doch oft vermischen sich die Farben in unserem alltäglichen Leben und wer ständig damit beschäftigt ist, über Kleinigkeiten zu urteilen, wird unfähig werden, die wichtigen Dinge, die unser Leben lebens- und überlebenswert machen, im Auge zu behalten.

Es ist also nicht ausgeschlossen, dass psychotherapeutische Maßnahmen bzw. eine Reflektion über die eigenen Verhaltensmuster im Sinne einer Begleitung, eines

„Coachings", dem chronisch kranken Menschen und somit auch dem allergischen Asthmatiker, dem Allergiker und dem Neurodermitiker helfen können. Wichtig ist es aber zu begreifen, dass diese Maßnahmen nicht alleine stattfinden sollten, da die allergische Entzündung in erster Linie eine körperliche Reaktion ist und bleibt. Vielen Patienten, die lebensbedrohliche asthmatische Zustände und anaphylaktische Schocks durchlebt haben, kann eine Therapie ohnehin helfen, die gemachten Erlebnisse zu verarbeiten. Oft sind es aber auch die Einschränkungen des Alltags der einfachen asthmatischen Beschwerden, die eine Therapie - oder zumindest den Besuch bei einem psychotherapeutisch versierten Heilpraktiker lohnenswert machen können. Atembeschwerden und starke allergische Reaktionen sind immer schwer zu verarbeitende Erfahrungen, die schon an sich eine psychotherapeutische Maßnahme zur Verarbeitung des Erlebten - und auch dem dabei erlebten Gefühl von Ohnmacht und Einsamkeit - sinnvoll machen.

Auch der Neurodermitiker kann von psychotherapeutischen Maßnahmen profitieren. Oft berichten mir Leser, dass sich bei ihnen Neurodermitis und asthmatische Beschwerden je nach Krankheitsverlauf abwechseln. So kann sich der Neurodermitker die Frage stellen, ob er sich nicht wohl in seiner Haut fühlt. Ganz offensichtlich tut er das nicht. Also bleibt die Frage, ob dieses „Unwohlsein" auch eine seelische Dimension hat bzw. wie diese aussieht. Aber Vorsicht: Auch bei Neurodermitis sprechen wir von körperlichen Reaktionen, die lediglich eine zusätzliche, seelische Dimension haben können. Atopische Krankheiten generell auf die „Psyche" zu schieben, aus diesem „Medizinzeitalter" sind wir „Gott sei Dank!" heraus.

Diejenigen, die sich für ein therapeutisches „Coaching" entscheiden, sind oft mit der Wahl der richtigen Therapeuten oder der richtigen Therapeutin konfrontiert. Es gibt Heilpraktiker, die den so genannten „kleinen Schein" absolviert haben und psychotherapeutisch behandeln dürfen. Darüber hinaus kann jeder Heilpraktiker psychotherapeutische Maßnahmen anbieten. Sinnvoll ist die Kombination psychotherapeutischer Maßnahmen und alternativer Heilverfahren, die jeder vollwertige Heilpraktiker anbieten darf. Ein Heilpraktiker, der gleichzeitig psychotherapeutische Gesprächstherapien anbietet, ist meiner Ansicht nach ein idealer Therapeut. Auch Psychologen sind oft den neuen Therapieformen aufgeschlossen, doch konzentrieren sie sich in der Regel auf die psychische Dimension und dürfen zusätzliche Therapien, wie Eigenbluttherapien rein gesetzlich nicht anbieten.

Allerdings bezahlen die gesetzlichen Krankenkassen keine Therapien beim Heilpraktiker - im Gegensatz zu den privaten Kassen. Für Personen, die Behandlungen durch den Heilpraktiker offen gegenüberstehen, bietet sich deshalb der Abschluss einer privaten Zusatzversicherung an.

3.3 Cognoscere rerum causae

Die Idee, die menschliche Existenz in Bezug auf die drei Entitäten Geist-Körper-Seele zu begreifen, führt uns logisch konsequent in Sphären, die nicht nur die körperliche Behandlung, sondern auch Fragen von Seele und Geist, von Religion und Philosophie in den Mittelpunkt stellen. Wenn wir Krankheiten betrachten und als Chance und Möglichkeit zur Gesundung und zur Überwindung althergebrachter Angewohnheiten verstehen, so können wir eben die Dimension des Geistes und der Seele nicht außer Acht lassen.

Natürlich ist es ein weiter Weg von einer durchwachten Nacht aufgrund allergischer Asthmaanfälle oder juckender Hautbeschwerden hin zu einem philosophischen Diskurs über den „Grund der Dinge" und das richtige Sozialverhalten gegenüber dem Nächsten. Mir ist deshalb klar, dass viele meiner Leser vielleicht die ersten Seiten dieses Buches schneller und erfolgreicher umsetzen können. Aber jede Reise zur Gesundheit bedarf ihrer Zeit und der Dreischritt Geist-Körper-Seele lässt Ihnen die Wahl, mit welcher Dimension des Heilungsprozesses Sie sich wann beschäftigen. Denken Sie daran: viele Wege führen nach Rom, und vielleicht entdecken Sie noch ganz andere Wege für sich und den Ihnen eigenen Heilweg. In der Kürze dieses Buches können nur die unterschiedlichen Richtungen aufgezeigt werden, in die ein Heilprozess führen kann.

Es ist aber nicht von der Hand zu weisen, dass die Verweigerung des Körpers, zu atmen und alles essen zu können eine elementare Krise darstellt. Überspitzt könnte man von einer Depression des Körpers und seiner (Über-)Lebensfähigkeit sprechen. Depressionen zeichnen sich dadurch aus, dass an ihnen erkrankte Menschen in der Regel müde und passiv sind. Vor lauter Niedergeschlagenheit gibt es kein Engagement mehr -weder im Umgang mit anderen Menschen noch was die eigene Lebenssituation angeht.

Der stark allergisch reagierende Körper, der gegen alles allergisch reagiert und in der Ausübung normaler Lebensmomente, wie Sport, Nahrungsaufnahme und Nachtruhe blockiert ist, ist auch nicht in der Lage, sich normal im Alltag zurecht zu finden. Die normalen Lebensfunktionen sind „de-pressiert", also unterdrückt und der betroffene Körper ist oft müde.

Depressionen können aus einer Vielzahl von Gründen entstehen. Sicherlich gibt es ebenfalls eine Vielzahl von Gründen, warum die normalen Funktionen des Körpers blockiert sind. Entscheidend ist es, dem Körper Schritt für Schritt die Rückkehr in ein gesundes Leben zu ermöglichen.

Dazu ist es notwendig, Gewohnheiten, Verhaltensweisen und Einstellungen zu hinterfragen. Das tut manchmal weh. Als mir ein Arzt sagte, ich würde ein kürzeres Leben führen, wenn ich weiterhin die Asthmasprays verwende, war ich stocksauer - zumal ich mich in diesem Moment einfach ohnmächtig fühlte. Als er mir riet, ohne Asthmasprays zu leben, war ich einfach sprachlos. Letztlich bin ich ihm aber heute noch dankbar für diesen ehrlichen Hinweis, ohne den mir meine damalige, bedrohliche Situation wahrscheinlich nie bewusst geworden wäre.

4. Philosophisches

4.1 Arbeitsumstände

Krankheiten, insbesondere die chronischen Krankheiten führen die betroffenen Patienten oft an den Rand ihres Belastungsvermögens. Die alte Vorstellung, dass nämlich Gesundheit der Normalzustand ist, führt heute viele Gesunde dazu, Kranke zu verurteilen. Der Kranke ist doch irgendwie selber Schuld an seinem Zustand. Und chronisch Kranke übernehmen allzu gerne diese Sichtweise.

Natürlich kann der mündige Kranke selbstverantwortlich zu seiner Gesundung beitragen und muss hier diszipliniert und energisch Verantwortung übernehmen. Doch die Zeiten haben sich geändert. Früher, noch vor ein, zwei Generationen war es durchaus üblich, gesund aufzuwachsen. Die Masse der chronischen Erkrankungen war in Zahl und Schweregrad geringer. Allergien, Asthma und Neurodermitis waren die Ausnahme. Auch Diabetes mellitus war überwiegend eine Alterserkrankung. Im Laufe der Zeit hat sich dies grundlegend geändert. Babys kommen zur Welt und leiden schon in den ersten Monaten ihres Lebens an Neurodermitis. Fünfjährige Jungen und Mädchen schreien nachts Tränen überströmt nach ihren Eltern, da sie keine Luft bekommen. Aber auch 70- und 80-Jährige berichten nach sieben allergiefreien Lebensjahrzehnten plötzlich über auftretende Allergien.

Besonders im ersten Teil dieses Buches habe ich darauf hingewiesen, dass unsere Lebensumstände, die Zusatzstoffe in Medikamenten und Nahrungsmitteln bei der Entstehung von allergischem Asthma und Erkrankungen des atopischen Formenkreises eine wichtige Rolle spielen. Natürlich können Belastungen gesundheitlicher Art von den Eltern auf das Kind übertragen werden, sodass schon Kinder neurodermitiskrank auf die Welt kommen und dabei in erster Linie die Symptome der Eltern tragen. Gesund zu werden ist in dieser Hinsicht auch ein Auftrag an die ganze Familie. Gesundheit ist ein Generationenauftrag.

Im zweiten Teil des Buches habe ich versucht darzustellen, wie ich mich von Cortison befreien konnte und wie wichtig die Ruhe und der Sport, aber auch die Beschäftigung mit sich selbst auf dem Weg der Heilung ist. Energien fließen lassen und zwar in heimischen Gefilden - sei es in den Bergen, an der See oder im Hinterland - können die Basis für ein neues, gesundes Leben stellen, in der unsere Person im Vordergrund steht und nicht der Überreiz des Neuen, Fremden. Der Allergiker ist „über-reizt" und sollte deshalb versuchen, die Anzahl der Reize, die auf ihn einströmen, möglichst im Griff zu behalten. Man geht davon aus, dass ein durchschnittlicher Einwohner Deutschlands Ende des 19. Jahrhunderts in seinem ganzen Leben mit so viele Reizen, d.h. Nachrichten, Bildern und Informationen jedweder Art konfrontiert war, wie wir es heute - insbesondere durch die Medien, aber auch durch unsere deutlich erweiterte Lebenswelt [22] - an einem Tage sind.

Gesund macht uns aber nicht, dass wir „in fremde Welten eintauchen" oder uns durch die Medien berieseln lassen, um dem Alltag zu entfliehen. Das Gegenteil ist vielmehr der Fall: Wir sollten diese Zeit aufwenden, um uns mit uns, unserer Gesundheit und unserer Familie zu beschäftigen. Hier brauchen wir die Ruhe, die wir oft im Alltagsstress nicht etablieren können. Und darum sind Auszeiten und freie Tage so wichtig. Denn Körper und Seele „holen" sich die benötigte Ruhe ohnedies. Wenn nicht im gesunden Zustand, so werden sie krank und sorgen dafür, dass sie neben dem Geist ihren gleichberechtigten Platz einnehmen können.

Unser Wirtschaftssystem lädt dazu ein, den Geist überzustrapazieren. Hinzukommt die maskuline Prägung unserer deutschen Kultur, die Disziplin und Durchsetzungsvermögen würdigt und Erfolg und Leistungsbereitschaft im wirtschaftlichen Sinne betont. Wie oft erwischen wir uns bei dem Gedanken, dass wir gesund sein wollen, um arbeiten zu können? Das ist sicherlich nur eine Dimension der Gesundheitsbemühungen. Auch ich habe mir in den Zeiten, als ich auf Asthmamedikamente angewiesen war und ständig mehr Allergien bekam, Sorgen um meine berufliche Leistungsfähigkeit gemacht. Das liegt in der Natur der Sache. Aber so oder so: Priorität hat die Gesundheit. Sobald sie da

---

[22] Unter Lebenswelt verstehe ich all jene Bereiche unseres Lebens, in denen wir uns gewöhnlich aufhalten. Früher war dies in der Regel eine bestimmte Region, eine Stadt oder ein Dorf. Heute sind es hingegen unterschiedliche Städte, manchmal auch in Übersee. Aufgrund des Autos, der Bahn und des Flugzeugs, die sich heute fast jeder leisten kann, bewegen wir uns viele Kilometer von Ort zu Ort, ganz zu schweigen von der virtuellen Welt des Internets.

ist, hat man Zeit, den beruflichen Erfolg mit Begeisterung und Energie nach vorne zu treiben. Und wer kann schon den für sich richtigen Beruf wählen, wenn die Gesundheit jeden klaren Gedanken beeinträchtigt?

Neben der Betonung des Leistungsprinzips sind in Deutschland merkwürdige Entwicklungen zu beobachten. Meiner ursprünglichen Begeisterung für die Globalisierung im Sinne eines „Come-together" der Nationen ist gewichen. Heute bin ich überzeugt, dass die „offenen Gesellschaften" der westlichen Welt mehr Feinde als Freunde haben. Die Anzahl derjenigen, die von den Leistungen der Sozialsysteme profitieren wollen und dies als ihr Anrecht unabhängig ihres Gesundheitsstatus ansehen, steigt ständig. Wer wirklich einmal krank war, weiß, wie wichtig unser Sozialsystem für die wirklich in Notgeratenen ist. Überfordern wir die Sozialsysteme, werden die, die sie am meisten benötigen, zuerst darunter leiden.

Die Bereitschaft, etwas für die Gemeinschaft und für das jeweilige Land zu tun, sinkt. Am größten ist sie noch auf Gemeindeebene. Aufgrund des Kostendrucks als Folge dieser beiden Entwicklungen - der Globalisierung und der Sozialsysteme - nimmt der Leistungsdruck auf die einzelne Person ständig zu. Arbeit lohnt sich in Deutschland aufgrund hoher Personalkosten nur noch für die Kapitalgeber, wenn der Angestellte möglichst viel in kürzester Zeit erwirtschaften kann. Aufgrund des angelsächsischen Einflusses stehen Fusionen und kurzfristiges Wirtschaften ganz vorne an. Dies hat zur Konsequenz, dass

„Arbeitskräfte" abgebaut werden - und das sogar unabhängig von der individuellen Leistungsbereitschaft und Einsatzfreude - also genau jener Werte, die uns über die Jahrzehnte hinweg beigebracht worden sind. Desorientierung und persönliche Betroffenheit sind die Folge.

Sie fragen sich, was das eigentlich mit der Gesundheit und mit den Beschwerden des Allergikers zu tun hat? Sie haben Recht - vordergründig nichts. Aber betrachtet man die Chancen gesundheitlicher Heilung angesichts von Nöten am Arbeitsplatz, so sind sie deutlich reduziert. In einer Atmosphäre, in der in vielen Großkonzernen selbst objektiver Leistungserfolg keine Rolle mehr spielt, wird die Desorientierung des Körpers durch die Werteverwirrung in Familie (s.o.) und Beruf komplementiert. Viele meiner Leser berichten mir von solchen Nöten und Sorgen, die sich nachhaltig auf ihre Gesundheitsbemühungen auswirken.

So wie also der Köper in der Wahrnehmung der richtigen Speisen irritiert ist, so sind es Seele und Geist in Bezug auf das Familienleben und das Berufsleben. Abgerundet durch ein Überangebot an Reizen im Sinne einer ständigen Reizüberflutung führt dies besonders bei sensiblen Personen zu einer Verwirrung der Lebensgewohnheiten.

Schlüssel zur Lösung dieser Situation ist ein Prioritisieren der Lebensziele und des Lebensweges mit genügend Flexibilität für unvorhergesehene Entwicklungen.

„Nicht alles, was uns dramatisch erscheint, ist dramatisch. Nicht alles, was uns beunruhigt, sollte uns beunruhigen."

Zur Quintessenz des menschlichen Daseins gehört es, gesund im Kreise von Familie und einigen Freunden den eigenen Nachwuchs aufzuziehen und in Einklang mit der Gesellschaft zu leben. Alle dramatischen Medienereignisse, die unseren Alltag prägen und Tag für Tag den Horror von Krieg und Zerstörung und sonstigen Hiobs-Botschaften in die Büros und Wohnzimmer und wo auch immer hin transportieren, werden daran nichts ändern. Das gilt auch für den Leistungsdruck und die zahlreichen menschenverachtenden Entwicklungen, die das Diktat der Kosteneinsparungen und Gewinnmaximierungen uns heute vorschreibt.

Ändern wird sich nur der Schweregrad, mit dem ein gesundes Leben in Frieden zu erreichen ist - aber war dies nicht schon immer schwierig? Offenkundig wird, dass wir als Menschen uns immer stärker mit der Rolle als Entscheider auseinandersetzen müssen. In der offenen Gesellschaft können wir zahlreiche Entscheidungen fällen - und zwar über den Konsumgedanken hinaus. Wir können den Wohnort wählen, wir können versuchen, uns erfolgreich auf dem Arbeitsmarkt zu positionieren und wir können - anders etwa als in der Planwirtschaft - selbst entscheiden - zumindest in gewissem Umfang - was wir essen und welche Werte wir vertreten. Ebenso ist es uns frei gestellt, gesund leben und gesund werden zu wollen.

4.2 Die Sinnfrage

Nun, an den Arbeitsumständen en gros werden wir nur durch die richtige Wahl des Arbeitsplatzes und durch fairen Umgang mit unseren Angestellten, Vorgesetzen oder unseren Kollegen etwas ändern können. Natürlich sollten wir in uns hören und unserer „Berufung" nachgehen. Diese Frage ist eng mit der Frage nach dem Sinn unseres Daseins verbunden.

Die Frage des Sinns werden wir aber auch hierdurch nicht beantworten können. Was ist der Sinn des Lebens? Wie auch immer Sie diese Frage für sich beantworten mögen ist an dieser Stelle nicht wichtig. Wichtig ist, dass es eine positive Antwort gibt. Wenn uns der Sinn unseres Daseins, unsere Mission nicht bewusst ist, so wissen wir auch nicht, wohin uns unser Weg führen soll und was wir unternehmen müssen, um unser persönliches Glück zu fördern. Der Gedanke an den Sinn unserer Existenz verdient auch deshalb Aufmerksamkeit.

Und je glücklicher Sie sind, desto besser wird es Ihnen gehen und desto mehr werden Sie dieses Glück mit anderen teilen können.

Menschen haben immer gelebt. Auf deutschem Boden gab es zwei unterschiedliche Wirtschaftssysteme, vorher die nationalsozialistische (Kriegs-) Planwirtschaft, davor die chaotischen Zustände der Weimarer Republik. Bismarck hatte die Deutschen aus der Kleinstaaterei herausgeführt. Denken Sie weiter zurück: Kriege gegen unsere heute so guten Freunde, die Franzosen. Auch gab es den 30-jährigen Krieg, Volkskrankheiten wie die Pest, die ganze Landstriche entvölkerte und Hungersnöte.

Das Leben war nie einfach und die Umstände waren immer erstaunlich, aufwühlend und unruhig. Und doch haben all diese Menschen, die vor uns in diesen Zeiten gelebt haben und von denen wir alle abstammen einen Sinn gesehen - sonst gäbe es uns schlichtweg heute nicht.

Begreift man das Leben als Aufgabe, so ist allen diesen Menschen gemeinsam, dass es galt, ihr Dasein trotz widriger Umstände zu gestalten und erfolgreich zu sein. Erfolg war dabei oft das nackte Überleben, das Aufziehen der Kinder, aber sicherlich auch geselliges Zusammensein und Religiösität.

Viele Dinge sind viel einfacher, als wir es für möglich halten. Dies gilt auch für die Frage nach dem Sinn.

Geht man von der Unsterblichkeit der Seele aus, so könnte dies bedeuten, dass die Seele des Menschen auf Erden ist, um gewisse Krankheiten, um Schicksalsschläge und Notsituationen zu durchleben.

Unser Geist lernt, Wissen aufzunehmen und anzuwenden. Unser Körper lernt, gute und schlechte Nahrungsmittel zu unterscheiden und ein effektives Immunsystem zu etablieren. Warum sollte also nicht in Analogie dazu auch die Seele lernen, wie man mit Schwierigkeiten fertig wird und wie man ein harmonisches Leben führt? Ist vielleicht genau das der Sinn? Die Dreifaltigkeit des Lebens zu begreifen und die Harmonie trotz aller Widerstände zu etablieren? Im Sinne der Unsterblichkeit der Seele ist dabei nichts vergebens: Das Erlernte bleibt ihr erhalten. Je reifer unsere Seele wird, je mehr wir unsere Mission, den Sinn unseres Daseins, erkennen und je harmonischer wir ihn zu verwirklichen vermögen - desto glücklicher werden wir leben.

Der Prozess der Gesundung wird uns notgedrungen in die Dreifaltigkeit unseres Daseins bringen. Die Heilung von chronischen Krankheiten wird uns immer auch dahinführen, Dinge zu hinterfragen, die wir zuvor vernachlässigt oder als „gottgegeben" hingenommen haben. Letztlich geht es dabei um den Sinn unseres Daseins.

Und alle drei Dimensionen, der Körper, der Geist und die Seele, hängen dabei unmittelbar zusammen. Diese Erkenntnis, die am Anfang meines Heilprozesses stand, hat sich im Laufe der Zeit immer weiter bestätigt.

Die Moderne, allen voran Descartes, hat die Idee des Körpers als Maschine etabliert. Die Seele, die schon bei Platon nur im Umschlag „Körper" auf Erden leben durfte, wurde bei Descartes völlig vom Körper getrennt. Die Aufklärung brachte uns die Vorstellung, dass der Mensch sich ein Bild von den Objekten macht, also selbst über die Art und Weise seiner von ihm wahrgenommenen Umgebung bestimmt. Das brachte uns zwar die Freiheit, mündig im Sinne der Aufklärung zu handeln, um so einer alles determinierenden Gottesvorstellung zu entfliehen, gleichzeitig wurde aber der kognitive Ansatz weiter etabliert. Der Geist handelt rational und „reitet" als alles bestimmende Einheit im menschlichen Maschinen-Körper durch die Welt.

Diese Vorstellung ist die Basis des humboldtschen Ideals, das auch heute noch größtenteils die Haltung unserer deutschen Universitäten prägt. Dies gilt auch für die Lehre von der Medizin. Kein Wunder also, dass alternative Heilmethoden, die ausschließlich deshalb „alternativ" erscheinen, weil sie sich nicht ausschließlich an die Symptome des descartischen Maschinenkörpers wenden, nur schwer von Krankenhäusern und Kliniken angenommen werden - wenn auch hier in den letzten Jahren schrittweise eine Öffnung - beispielsweise bei der Akupunktur - erfolgt.

Es ist an der Zeit, den Menschen ganzheitlich zu betrachten und nicht eindimensional. Es gilt nicht nur, den Körper zu reparieren, sondern ihn im Zusammenhang mit Geist und Seele zu betrachten.

Heilpraktiker, naturheilkundlich versierte Ärzte und fortschrittliche Apotheker wissen seit langem, dass es viele unterschiedliche Ansätze zur Gesundung gibt. Die reine Symptombehandlung hilft bei Asthma und Allergien nicht. Sie wird den Patienten niemals heilen. Auch wenn es ab und zu zufällige Spontanheilungen trotz der Medikation und Behandlungsweise geben mag.

Wenn wir nur den Körper in den Vordergrund stellen, aber seine Gewohnheiten und individuellen Bedürfnisse in Einklang mit Geist und Seele vernachlässigen - wie können wir dann erwarten, uns rundherum wohl zu fühlen und zu genesen?

Ich finde es erstaunlich, dass ein Besuch beim Allergologen oft weniger lang dauert als ein Ölwechsel.

Viele Allergiker leiden zwar ständig unter ihrer Krankheit - im Bücherschrank steht aber oft kein einziges Buch, was sich mit Entstehung und Behandlung von atopischen Erkrankungen beschäftigt.

Setzen wir die Prioritäten richtig?

5. Exkurs: Die Haut

Zahlreiche meiner Leser haben mich gebeten, meinen Umgang mit Ekzemen und Juckreiz ausführlicher zu behandeln. Juckreiz ist vor allem ein Problem von Neurodermitikern, die sich gerade in der feucht-kalten Jahreszeit ständig eincremen und einsalben.

Die Behandlung der Neurodermitis, auch als atopische Dermatitis oder atopisches Ekzem bezeichnet, ist in der westlichen Welt ebenfalls geprägt von der Symptombekämpfung. Die Behandlung der Ursachen gilt als „nicht möglich".

Viele Allergiker haben aber auch Ekzeme, die im Wechsel zu anderen allergischen Beschwerden auftreten und die sich nur an wenigen Stellen des Körpers, z.B. Kniekehle oder Arme zeigen.

Die Anzahl der an Neurodermitis erkrankten Personen steigt - ähnlich wie beim Asthma bronchiale - ständig. Heute geht man davon aus, dass rund 10 Prozent aller Kinder an atopischen Ekzemen leiden.

Die meisten Neurodermitiker behandelnden Ärzte wissen nicht, dass die Cremes, die Neurodermitiker verwenden, keine Weichmacher aus der Petrochemie enthalten sollten. Sie führen zu einer angenehmen Konsistenz der Salben. Gleichzeitig schädigen sie aber die Hautbarriere, indem sie die Haut durchlässiger machen für Keime. Da in der medizinischen Anwendung oft Cortisonsalben verschrieben werden, kann es außerdem zu so genannten Hyperinfektionen der Ekzeme mit Keimen kommen. Hintergrund ist die Tatsache, dass bestimmte Keime durch das Cortison erst aufblühen. Auch eine Pilzinfektion als Nebenwirkung der Cortisongabe ist möglich. All dies sind Konsequenzen einer reduzierten Widerstandsfähigkeit der Haut.

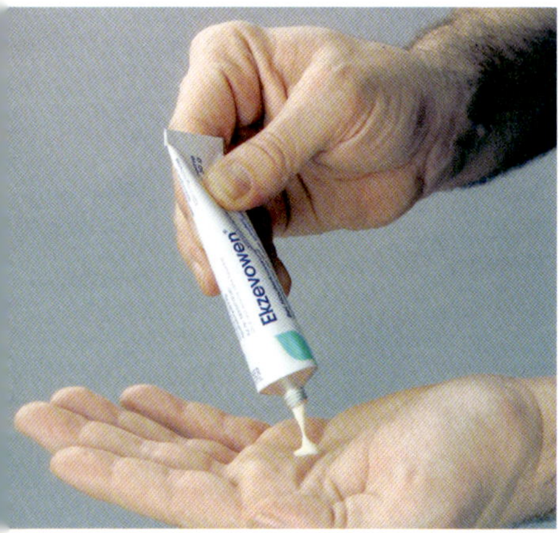

Rechtzeitiger Einsatz von pflanzlichen Cremes kann helfen, den Einsatz von Cortison zu vermeiden.

Ich selbst habe verschiedentlich unter atopischen Ekzemen an Wade und Ellenbeugen während des Heilprozesses gelitten. Ich habe versucht, die Ekzeme mit einer Creme aus Nachtkerzenöl zu behandeln. Da dies nicht erfolgreich war, habe ich mir reines Nachkerzenöl besorgt, was aber auch nicht wirklich gefruchtet hat.

Eine Creme namens Ekzevowen® derma top ist eine cortisonfreie Alternative zur Stillung des Juckreizes bei allergischem Ekzem. Bei regelmäßiger Anwendung lindert sie den Juckreiz und fördert den Heilprozess. Ich habe die Creme immer beim ersten Juckreiz angewendet, sodass es erst gar nicht zum Aufkratzen des Ekzems gekommen ist. Sie enthält drei pflanzliche Komponenten und ist laut Hersteller sehr gut verträglich. Ich habe die Creme zunächst auf einer gesunden Hautstelle über mehrere Tage ausprobiert, da es ja nicht auszuschließen war, dass ich auf einen der pflanzlichen Inhaltsstoffe allergisch hätte reagieren können.

Einige Apotheken und Heilpraktiker empfehlen dieses Produkt gemeinsam mit Ekzevowen® oral - Tropfen im Rahmen einer „Therapie von Innen". Diese Tropfen sind ein homöopathisches Komplexmittel aus dem Niedrigpotenzbereich. Ich selbst habe die Tropfen nicht verwendet, da bei mir die Probleme mit atopischen Ekzemen nur zeitweise und im Rahmen des Heilprozesses auftraten. Mir sind jedoch Berichte von Heilpraktikern bekannt, die mit der Kombination von Creme und Tropfen bei atopischer Dermatitis gute Erfolge aufweisen.

Denken Sie daran: Im Rahmen einer Behandlung mit homöopathischen Arzneimitteln können so genannte Erstverschlimmerungen auftreten. Dies ist ein positives Zeichen des „Anschlagens" des Mittels. Ich habe homöopathische Tropfen gerne vor dem Wochenende genommen, sodass solche Reaktionen in die „Freizeit" gefallen wären. Beim Einsatz homöopathischer Komplexmittel bietet sich die vorherige Konsultation eines Heilpraktikers an.

Ich habe von einigen Neurodermitikern erfahren, dass sie sich nachts aufkratzen und deshalb beim Schlafen Stoffhandschuhe tragen. Vielleicht ist dies auch ein Tipp, den man bei ausgeprägten Juckreiz- Beschwerden gut anwenden kann.

Oft hört man, dass Neurodermitiker empfindlich auf Zitrusfrüchte reagieren. Meiner Ansicht nach kann dies während des akuten Stadiums der Krankheit der Fall sein. Auch ich habe ja eine Zeit lang nicht jede Frucht vertragen. So konnte ich zunächst keine Bananen essen. Ernährungsverträglichkeiten können sich im Heilprozess ändern. Ich habe selbst erlebt, dass mir Nahrungsmittel, die ich früher nicht essen konnte, heute gut bekommen. Einige waren mir schließlich auch hilfreich auf meinem Heilungsweg.

6. Schlusswort

Ich erinnere mich noch heute, wie ich als 16-jähriger junger Mann in die schweizer Asthmaklinik nach Davos durfte, um mich dort von „meinem" Asthma zu erholen. Dort gab es einen regelmäßigen Gedankenaustausch der Kurgäste unter Begleitung der Ärzte. Einmal meldete sich ein 30- bis 40-jähriger Bäckermeister zu Wort. Er fragte emotional aufgebracht in die Runde, wie es denn die anderen aushalten würden mit dem Bewusstsein, dass man abends einschliefe und vielleicht morgens nicht mehr aufwachen würde, da man erstickt sei. Ich habe das Gesicht des Mannes noch genau vor mir, wie große Tränen über seine Backen liefen, die von den hohen Cortisongaben ganz dick und rot waren. Heute bin ich selber 35 Jahre alt und gesund und denke immer noch voller Mitleid an den Bäckermeister.

Deshalb sind diese Zeilen auch eingedenk dieses Mannes geschrieben. Viele Asthmatiker und Allergiker reden nicht über ihre Beschwerden und Ängste. Beim Asthmaanfall ist man in der Regel ohnehin alleine - und wie schwer ist es für einen gesunden Menschen, z.B. den Partner oder die Eltern nachzuvollziehen, was allergische Beschwerden bedeuten.

Damals in Davos berichtete mir eine Dame, dass sie schon die zweite Beziehung verloren hätte aufgrund ihrer nächtlichen Asthma-Attacken. Die Partner waren einfach nicht mehr bereit, sich mit der Dramatik der nächtlichen Beschwerden auseinanderzusetzen.

Kann man es ihnen verübeln?

All diesen Menschen - und auch mir - schien nicht geholfen werden zu können. Viele Jahre später, als ich an der Reihe war und die Medikamente nicht mehr vertrug und auch nahe an einem Nervenzusammenbruch stand wie der Bäckermeister aus Davos, erfuhr ich, dass man sehr wohl etwas machen kann, um sich von seinen Beschwerden zu befreien.

Ich glaube dies nach wie vor und habe es selbst durch meine Heilgeschichte erlebt. Und es vergeht kein Tag, an dem ich mich nicht dafür einsetze, Menschen davon zu berichten. Wenn Sie dieses Buch lesen - als Betroffener oder als Angehöriger - und wenn Ihnen auch nur einige der Inhalte geholfen haben, so möchte ich Sie bitten, im Rahmen Ihrer Möglichkeiten daran mitzuwirken, dass das Buch und seine Inhalte bekannt werden und dass sich langfristig die Erkenntnis durchsetzt, dass Asthma und Allergien heilbar sind. Auch heute sterben in Deutschland, Österreich und der Schweiz tausende von Asthmatikern und Allergikern jedes Jahr - meiner Meinung nach ist dies nicht nötig.

Vielleicht haben Sie selbst Asthma oder allergische Beschwerden, die weit weniger dramatisch sind. Gut für Sie! Meiner Ansicht nach sind geringere Beschwerden auch mit geringerem Aufwand zu heilen. Nur oft ist eben der Leidensdruck geringer, sodass wir weniger diszipliniert sind auf dem Weg zur Heilung und dann eben doch nicht die Energie aufbringen, um alles in Frage zu stellen, natürlich immer mit dem Ziel, den Dingen auf den Grund zu gehen.

Viele der Inhalte, die in diesem Buch vertreten werden, entsprechen nicht der Philosophie der heutigen Schulmedizin. Es wird der Tag kommen, da wird auch das sich ändern, so wahr sich die Erde um die Sonne dreht. Denn:

„Heilung ist möglich!"

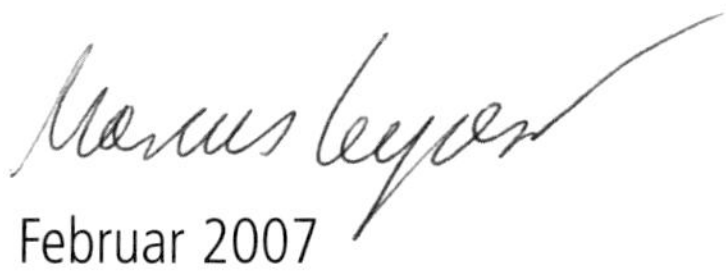

Februar 2007

P.S. Schreiben Sie mir über Ihre Erfahrungen auf Ihrem Weg zu Heilung. Ich freue mich über jeden Bericht.

Marcus Leyrer
Pützfelder Weg 18
53177 Bonn

E-Mail: erfahrungen@asthma-heilen.de
Homepage: www.asthma-heilen.de

Aufruf

Hiermit werden die Allergologen und die Allergiker behandelnden Ärzte und Heilpraktiker sowie die beratenden Apotheker und PTAs aufgerufen, sich mit den Möglichkeiten der orthomolekularen Medizin und mit alternativen Heilmethoden vertraut zu machen, um endlich die Behandlung von atopischen Krankheiten mit Erfolgserlebnissen von Arzt und Patient verbinden zu können.

Volkswirtschaftlich ist nur die Gesundung des Heeres von Millionen und Abermillionen deutscher Allergiker ein wirklich vernünftiges Ziel, das langfristig zur Rettung unseres Sozialsystems beitragen kann. Es liegt auch an den Ärzten, dieses Thema aufzugreifen, auch wenn sie mit jedem gesunden Patienten einen Kunden verlieren.

Der Allergiker, der zu Ihnen kommt und jede Hoffnung verloren hat, verdient einen Hinweis auf das Buch „Asthma heilen. Allergien heilen.", verdient einen Hinweis darauf, dass andere Lebens- und Ernährungsweisen zu seiner Gesundung beitragen können und dass es Berichte von Heilerfolgen gibt.

Auch die Allergologen in Deutschland, auch die Ärzteschaft muss einen jener Schritte tun, der bei jeder systemischen Disbalance die Hoffnung auf Veränderung beinhaltet: das Brechen mit ungesunden Gewohnheiten.

Wer sich hinter dem Schutzschild verstecken will, dass alles nicht bewiesen sei, was im Selbsterfahrungsbericht von Marcus Leyrer steht, den muss ich enttäuschen: Es gibt Studien zur positiven Wirkung von Vitalstoffen seit Anfang des letzten Jahrhunderts, wenn auch nicht unbedingt in Deutschland. Die Schuldmedizin (und der Patient) neigen dazu, schnell wirkende "medizinische Keulen" einzunehmen. Gerade bei Allergien bekämpfen diese jedoch nur die Symptome, Heilung kann dagegen nur eine langfristig und ganzheitlich angelegte Therapie bringen.

Ein Versuch zur Verringerung der Beschwerden des Allergikers und zur Heilung aller allergischen Beschwerden kann zunächst auch bei Gabe schulmedizinischer Medikamente durchgeführt werden. Es ist an der Zeit, dass Allergologen, Ärzte, Heilpraktiker, das beratende Apothekenpersonal und Allergiker gemeinsam diesen Versuch unternehmen.

Denn: Heilung ist möglich!

Marcus Leyrer
Bonn, den 1. 2. 2007

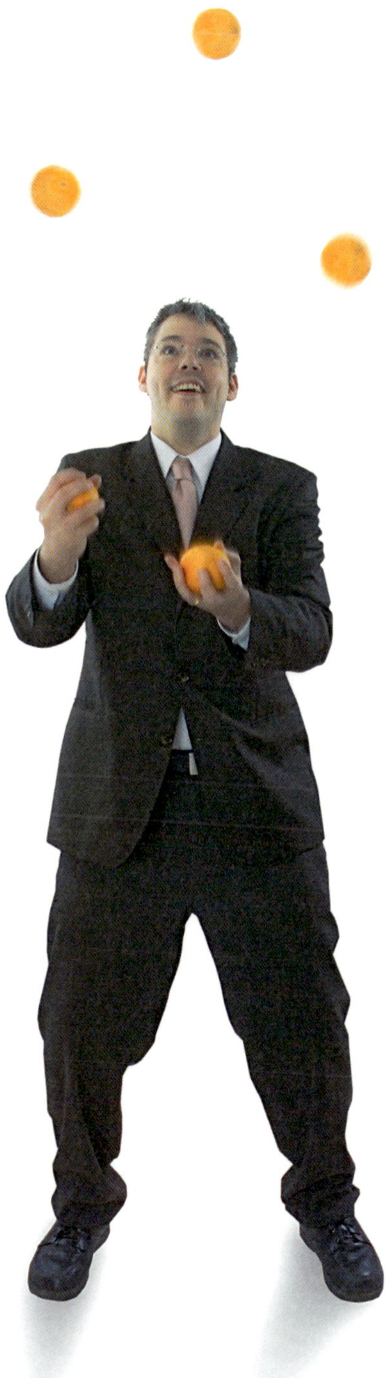